Eman Abd E. Mohamed Elhosary
Amel Yossef
Fahema Okeel

Eficácia da acupunctura eléctrica na redução da dor do parto

Eman Abd E. Mohamed Elhosary
Amel Yossef
Fahema Okeel

Eficácia da acupunctura eléctrica na redução da dor do parto

ScienciaScripts

Imprint

Cover image: www.ingimage.com

This book is a translation from the original published under ISBN 978-3-659-85730-0.

Publisher:
Sciencia Scripts
is a trademark of
Dodo Books Indian Ocean Ltd. and OmniScriptum S.R.L publishing group

120 High Road, East Finchley, London, N2 9ED, United Kingdom
Str. Armeneasca 28/1, office 1, Chisinau MD-2012, Republic of Moldova, Europe
Printed at: see last page
ISBN: 978-620-8-29405-2

Índice

Lista de abreviaturas

Abbreviations	Interpretation
%	Percentage
5-HT	5-hydroxytryptamine
Aδ	A delta
ACOG	American College of Obstetricians and Gynecologists
AP	Antero posterior
BMI	Body mass index
Cm	centimeter
CNS	Central nervous system
EA	Electrical acupuncture
EMG	Electromyography
FDA	Food and Drug Administration
Fig.	Figure
Hz	Hertz
IASP	International Association for the Study of Pain
kg/m^2	Kilogram per meter square
$L_{,2,5}$	Second and fifth Lumbar vertebrae
L_1	First Lumbar vertebra
L_3	Third Lumbar vertebra
mA	Milliampere
mg	Milligram
MPQ	McGill Questionnaire
ng/ml	Nano gram/ milli
P	Probability
PG	Prostaglandins
PPi	Present Pain Intensity
$S_{2,3,4}$	Second, third and fourth Sacral vertebra
SD	Standar Deviation
T_{10}	Tenth Thoracic vertebrae
TENS	Transcutaneous electrical nerve stimulation
USA	United State of American
VAS	Visual analogue scale
Yrs	Years
β	Beta

AGRADECIMENTOS

ANTES E ACIMA DE TUDO, GRAÇAS A ALÁ.

É uma grande honra para mim expressar o meu mais sincero e sentido agradecimento à Dra. Fahema Metwally Okeel, Professora de Fisioterapia para Obstetrícia e Ginecologia, Faculdade de Fisioterapia da Universidade do Cairo, pela sua amável supervisão e orientação maternal ao longo deste trabalho. Estou grata pelo seu contínuo encorajamento, apoio e por me ter oferecido muita da sua experiência ao longo deste trabalho.

Desejo também exprimir a minha profunda gratidão à Dra. Amel Mohamed Yousef, Professora e Presidente do Departamento de Fisioterapia para Obstetrícia e Ginecologia da Faculdade de Fisioterapia da Universidade do Cairo, pela sua enorme assistência, orientação enérgica e sincera, apoio entusiástico, cooperação generosa, trabalho meticuloso e críticas sólidas, sem as quais este trabalho não teria sido possível.

Além disso, gostaria de expressar a minha gratidão e agradecimento especial ao Dr. Hassan Omar Ghareeb, Prof. de Obstetrícia e Ginecologia da Faculdade de Medicina da Universidade do Cairo, pelo seu generoso apoio e assistência extremamente valiosa durante a preparação deste trabalho.

Gostaria de exprimir a minha gratidão e agradecimentos especiais ao Dr. Abd El-Fatah Mahmoud Ahmed, Prof. de Radio Bioquímica Radioisotópica, Departamento de Energia Atómica - Instituto Nacional de Investigação, pela sua amável ajuda e comentários durante a preparação do estudo.

Gostaria de exprimir a minha gratidão e agradecimento especial ao Dr. Magdy Elsaid, especialista em Obstetrícia e Ginecologia do Hospital Kafr El-Sheikh, pela sua amável ajuda e cooperação durante a preparação do estudo

Gostaria também de agradecer a todas as mulheres que participaram neste estudo pela sua cooperação.

Eman Abd EL-Fatah Mohamed ELhosary

Eficácia da acupunctura eléctrica na redução da dor do parto / Eman Abd El- Fatah Mohamed; Supervisores: Dr. Fahema Metwally Okeel, Dr. AmeL Mohamed Yousef , Dr. Hassan Omar Ghareeb, Dr. Abd El-Fatah Mahmoud Ahmed,- Universidade do Cairo- Faculdade de Fisioterapia -Departamento de Fisioterapia para Obstetrícia e Ginecologia -Ano 2013-Cerca de (107) páginas-Tese de Doutoramento.

Resumo

Este estudo foi realizado para determinar a eficácia da acupunctura eléctrica na redução da dor do parto. Foram selecionadas 50 mulheres primogénitas normais, de termo, da unidade de emergência do Departamento de Obstetrícia do Hospital Kafr El-Sheikh durante a primeira fase do trabalho de parto, com idades compreendidas entre os 20 e os 30 anos. Foram divididas aleatoriamente em dois grupos iguais em número (A&B). Grupo (A): recebeu acupunctura eléctrica placebo durante 30 minutos, enquanto o grupo (B): recebeu acupunctura eléctrica ativa durante 30 minutos; os primeiros 15 minutos com corrente de baixa frequência e os outros 15 minutos com corrente de alta frequência quando a dilatação cervical se torna > 3cm < 5cm e depois repetiu a aplicação quando a dilatação cervical se torna 7-8cm, para além das mesmas instruções gerais e intranatais. Todas as participantes foram avaliadas utilizando a escala Present Pain Intensity (PPi) para a dor de parto, o nível de serotonina no sangue, a evolução do trabalho de parto (duração da fase ativa de 1st fase do trabalho de parto, quantidade de analgesia, modo de parto) e a pontuação APGAR para o estado dos recém-nascidos.

Os resultados foram obtidos apenas em 43 casos, porque 5 casos do grupo (A) e 2 casos do grupo (B) foram excluídos por terem dado à luz por cesariana e não por parto vaginal normal. Além disso, o resultado revelou um aumento estatisticamente muito significativo do nível de serotonina, bem como da pontuação APGAR no grupo (B), mais do que no grupo (A). Além disso, verificou-se uma redução estatisticamente significativa do nível de dor, um encurtamento da duração da fase ativa da 1st fase do trabalho de parto e uma redução da quantidade de analgesia no grupo (B) mais do que no grupo (A).

Assim, pode concluir-se que a acupunctura eléctrica utilizando eléctrodos de superfície é um método eficaz na redução da dor do parto e seguro para a mãe e para o recém-nascido.

Palavras chave:

Acupunctura eléctrica, dor de parto, serotonina, intensidade da dor atual, APGAR.

CAPÍTULO 1

Introdução

A Associação Internacional para o Estudo da Dor (IASP) definiu a dor como: Uma experiência sensorial e emocional desagradável associada a danos reais ou potenciais nos tecidos, ou descrita em termos de tais danos". Esta definição sublinha que, tal como a fome, o medo ou a felicidade, a dor é fundamentalmente uma experiência emocional. Consequentemente, a experiência da dor não pode ser medida diretamente, nem pode ser sentida por outra pessoa que não o doente (Valiani et al., 2010).

A dor do parto é frequentemente descrita como a pior dor na vida de uma mulher, mas a experiência é altamente variável. Embora muitos factores tenham sido associados à dor de parto, tem sido difícil avaliar os efeitos individuais desses factores porque o parto é um processo dinâmico e a intensidade da dor muda ao longo do trabalho de parto (Smith et al., 2010).

Embora a maioria das mulheres relate que o trabalho de parto é doloroso, a maioria dos médicos tem surpreendentemente pouca compreensão da natureza da dor do parto. A dor é uma experiência subjectiva que envolve uma interação complexa de influências fisiológicas, psicossociais, culturais e ambientais (Valiani et al., 2010).

As parturientes relatam frequentemente níveis elevados de dor durante a primeira fase do trabalho de parto. Os factores que têm sido repetidamente associados a níveis mais elevados de dor são a nuliparidade, o pedido de tratamento analgésico e a duração e ritmo da contração uterina. Outros factores são mais controversos e incluem a posição, as aulas de preparação para o parto e a expetativa do nível de dor, sentimentos de controlo, história de dismenorreia, nível de educação e classe socioeconómica (Conell et al., 2008). A dor do parto pode ser influenciada por factores, em particular por aspectos sociais e culturais. Certas culturas são mais emotivas e expressivas do que outras, o que pode levar a diferenças no comportamento da dor e não na extensão da dor sentida. A fadiga e a debilidade geral, comuns no final da gravidez, também podem contribuir para a experiência de dor de parto (Alehagen et al., 2005).

A dor não aliviada durante o trabalho de parto pode levar a acidose e hipóxia fetal nas seguintes situações Trabalho de parto prolongado que causa acidose metabólica materna, hiperventilação materna que leva a um aumento do consumo de oxigénio materno e hipocapnia, o que pode causar constrição dos vasos utero-placentários e reduzir a quantidade de oxigénio disponível para transferência para o feto. Além disso, a ansiedade materna leva a um aumento da libertação de catecolaminas, podendo seguir-se uma redução do fluxo utero-placentário e as contracções uterinas podem também ser inibidas (Pan e Eisenach, 2009).

O trabalho de parto divide-se em três fases. A primeira fase começa com o início das contracções uterinas regulares até à dilatação cervical completa, a segunda fase segue-se à primeira fase até à expulsão do feto e a terceira fase continua até à expulsão da placenta e das membranas. Durante a primeira fase, a dor é principalmente visceral e mediada pelos segmentos T10 -L1 da coluna vertebral, enquanto durante a segunda fase está presente uma componente somática adicional, mediada pelos segmentos S2-S4 da coluna vertebral (Benedetto et al., 2008).

Durante a primeira fase do trabalho de parto, as mulheres normalmente sentem a dor visceral das cólicas abdominais difusas e das contracções uterinas. Na segunda fase do trabalho de parto, há uma dor somática mais aguda e contínua no períneo. A pressão ou compressão nervosa causada pela cabeça do feto pode provocar dores fortes nas costas ou nas pernas. As mulheres nulíparas geralmente sentem mais dores sensoriais durante o início do trabalho de parto, enquanto as multíparas podem sentir dores mais intensas durante a primeira e a segunda fase do trabalho de parto, em resultado da rápida descida do feto (Lowe, 2002).

As dores de parto e os métodos para as aliviar são uma grande preocupação para a futura mãe, com implicações consideráveis nos cuidados intra e pós-parto. A perspetiva do sistema de cuidados médicos sobre a gestão da dor durante o trabalho de parto e o parto tem vindo a basear-se cada vez mais na utilização de fármacos anestésicos e analgésicos, apesar das reservas existentes na própria instituição médica (Joanne et al., 2008).

Não existe o analgésico ideal para o parto e os opióides sistémicos proporcionam pouco alívio. As náuseas, os vómitos e a sedação são efeitos adversos comuns dos opióides sistémicos. O bloqueio para-cervical pode aliviar apenas a dor da primeira fase do trabalho de parto. A duração da analgesia obtida com o bloqueio para cervical é limitada e a repetição do bloqueio aumenta o risco de injeção direta no feto. Há muita controvérsia em torno dos efeitos da analgesia, especialmente do bloqueio epidural, sobre o curso e o resultado do trabalho de parto. A analgesia epidural retarda o trabalho de parto, aumenta a incidência de mau posicionamento da cabeça do feto, aumenta a necessidade de parto com fórceps e aumenta o risco de parto cesáreo (Wong,

2010).

Técnicas não farmacológicas utilizadas para reduzir a dor através de apoio contínuo ao parto, banhos, bloqueios intradérmicos de água, bem como movimento e posicionamento materno. Outras modalidades, incluindo a acupunctura, a massagem, a estimulação eléctrica nervosa transcutânea (TENS) e a hipnose, são promissoras, mas a eficácia da educação para o parto, do relaxamento, da respiração, da acupressão, da aromaterapia, da música e da analgesia por áudio não foi estudada de forma adequada ou os resultados são demasiado variáveis para se poderem tirar conclusões sobre a sua eficácia (Simkin e Bolding, 2004).

A psicoprofilaxia refere-se à educação mental e física dos pais na preparação para o parto, com o objetivo de minimizar o medo e a dor e promover relações familiares positivas. Isto inclui técnicas de relaxamento e exercícios aprendidos durante as aulas de preparação para o parto. Outros métodos não farmacológicos de alívio da dor incluem biofeedback, acupunctura, TENS, hidroterapia (banheira, duche, jacuzzi), música e analgesia áudio, aromaterapia e injeção de água esterilizada sob a pele na zona lombar, que pode ser eficaz para a dor lombar durante o parto (Joanne et al., 2008).

A educação para o parto é considerada um componente essencial dos cuidados pré-natais, embora muitas mulheres não recebam qualquer preparação formalizada. Existem vários modelos de educação para o parto, tanto no âmbito dos cuidados de saúde, incluindo o Centering Pregnancy, como em programas externos, como o Lamaze e o Bradley. Como componente da preparação para o parto, um plano de parto pode ser um meio para melhorar a comunicação paciente-profissional em relação a uma experiência de trabalho de parto e nascimento desejada e melhorar a satisfação com os cuidados (Bailey et al., 2008).

Desde os primeiros dias da educação para o parto, tem sido dada atenção à aprendizagem de técnicas de respiração para utilização durante o trabalho de parto. Os padrões de respiração são ensinados principalmente como uma distração durante as contracções uterinas. À medida que o trabalho de parto progredia e as contracções se tornavam mais longas, mais dolorosas e mais próximas umas das outras, as mulheres eram ensinadas a alterar o seu padrão de respiração (Simkin e Bolding, 2004).

A acupunctura é amplamente utilizada para aliviar os sintomas de uma variedade de condições dolorosas. Em obstetrícia, a acupunctura também tem sido aplicada a uma série de condições, incluindo dores de parto (Witt et al., 2009).

A acupunctura tradicional chinesa é uma filosofia que se centra mais na prevenção do que no tratamento das doenças. A filosofia da acupunctura médica chinesa parte do princípio de que existem duas forças opostas e complementares que coexistem na natureza: Yin e Yang. Estas duas forças interagem para regular o fluxo da "energia vital", conhecida como Qi. Quando uma pessoa está de "boa saúde", o Yin e o Yang estão em equilíbrio e o fluxo de Qi é suave e regular. Quando o Yin e o Yang ficam "desequilibrados", há perturbações no Qi, que conduzem a doenças e enfermidades. Os antigos chineses acreditavam que o Qi flui através de uma rede de canais chamados meridianos, que trazem o Qi dos órgãos internos para a superfície da pele. Ao longo destes meridianos existem pontos de acupunctura que podem ser estimulados para corrigir o desequilíbrio e restabelecer a saúde normal do corpo (Wang et al., 2008).

Objetivo do trabalho

Este estudo foi realizado na tentativa de avaliar a eficácia da acupunctura eléctrica na redução da dor do parto normal.

Importância do estudo

O controlo da dor do parto e a prevenção do sofrimento são a principal preocupação dos clínicos e dos seus clientes, a analgesia ideal para a dor do parto não existe e os opoides sistémicos proporcionam pouco alívio com efeitos secundários (Wong, 2010). A medicina não convencional tornou-se muito popular nos países ocidentais nos últimos anos, como a acupunctura. O procedimento da medicina tradicional chinesa, bem tolerado e sem efeitos secundários relevantes, foi aprovado pela Food and Drug Administration (FDA) e recentemente recomendado pelo National Institute of Health para o tratamento de várias doenças (Iorno et al., 2007).

A electro-acupunctura revelou-se uma terapia alternativa ou complementar eficaz no alívio da dor. O benefício da acupunctura eléctrica para o alívio da dor pode basear-se no mecanismo de produção de um sinergismo do sistema nervoso central (SNC) que leva ao aumento da libertação de β-endorfina e serotonina no sangue periférico, outra explicação para o aparente efeito analgésico da acupunctura sugerida como a teoria do controlo do portão que depende da estimulação das grandes fibras mielinizadas que impedem as fibras mais pequenas de chegarem ao centro da dor do hipotálamo (Qu e Zhou, 2006).

Os efeitos secundários mais comuns da acupunctura com agulha são: dor, fadiga, hemorragia na posição da agulha e hematoma (Zhao et al., 2011), outro efeito secundário da aplicação da agulha pode ser septicemia e infeção por hepatite C (Chung e Bui, 2003).

Pequenas hemorragias ou hematomas, dor durante a inserção ou após a retirada da agulha e sintomas cutâneos. As lesões por punhalada de outros órgãos internos, nervos periféricos ou grandes vasos e as infecções bacterianas sistémicas como a sépsis ou a endocardite são muito raras, mas foram descritas consequências graves. A transmissão de infecções virais devido a agulhas de acupunctura insuficientemente esterilizadas perde cada vez mais importância. A incidência de infecções locais pode eventualmente ser influenciada, mas mesmo na Europa esta complicação continua a ser frequente. A visão geral das complicações publicadas leva às contra-indicações da acupunctura com agulhas (Peuker e Gronemever, 2001).

Assim, este estudo foi realizado na esperança de encontrar uma nova técnica para a aplicação de acupunctura eléctrica utilizando um método não invasivo (elétrodo de superfície) em vez de utilizar um método invasivo (elétrodo de agulha) para reduzir a dor do parto. Assim, este estudo pode inovar uma nova técnica para ultrapassar o efeito secundário da agulha de acupunctura eléctrica.

CAPÍTULO 2

Revisão da literatura

Trabalho

O trabalho de parto é um processo fisiológico durante o qual os produtos da conceção (ou seja, o feto, as membranas, o cordão umbilical e a placenta) são expulsos para fora do útero. O trabalho de parto é conseguido com alterações no tecido conjuntivo bioquímico e com o apagamento e dilatação graduais do colo uterino como resultado de contracções uterinas rítmicas de frequência, intensidade e duração suficientes (Smith, 2007).

Trabalho de parto normal significa que um feto maduro que se apresenta pelo vértex sai espontaneamente pelo canal de parto nas 24 horas seguintes, sem interferência, exceto episiotomia, e sem complicações fetais ou maternas (Hanretty, 2003).

O trabalho de parto consiste numa série de contracções rítmicas, involuntárias e progressivas do útero que provocam o apagamento (afinamento e encurtamento) e a dilatação do colo uterino. O estímulo para o trabalho de parto é desconhecido, mas a manipulação digital ou o estiramento mecânico do colo do útero durante o exame aumenta a atividade contrátil uterina, muito provavelmente estimulando a libertação de oxitocina pela hipófise posterior. O trabalho de parto normal geralmente começa dentro de 2 semanas (antes ou depois) da data prevista para o parto. Numa primeira gravidez, o trabalho de parto dura em média 12 a 18 horas; os trabalhos de parto subsequentes são geralmente mais curtos, com uma média de 6 a 8 horas. O início do trabalho de parto é definido como contracções uterinas regulares e dolorosas que resultam num apagamento e dilatação progressivos do colo do útero (Fraser e Cooper, 2003).

Fases do trabalho de parto

Os obstetras dividiram o trabalho de parto em 3 fases que delimitam as etapas de um processo contínuo:

Primeira fase do trabalho de parto: começa com contracções uterinas regulares e termina com a dilatação cervical completa a 10 cm. A primeira fase divide-se numa fase latente inicial e numa fase ativa subsequente. A fase latente começa com contracções uterinas ligeiras e irregulares que amolecem e encurtam o colo do útero. As contracções tornam-se progressivamente mais rítmicas e mais fortes (Haseeb, 2002). Segue-se a fase ativa do trabalho de parto, que começa normalmente com cerca de 3-4 cm de dilatação cervical e se caracteriza por uma dilatação cervical rápida e pela descida da parte fetal que se apresenta. A fase ativa divide-se ainda numa fase de aceleração, numa fase de inclinação máxima e numa fase de desaceleração. As caraterísticas da curva média de dilatação cervical são conhecidas como curva de Friedman (Greenberg et al., 2006).

Segunda fase do trabalho de parto: começa com a dilatação cervical completa e termina com o nascimento do feto. O American College of Obstetricians and Gynecologists (ACOG) sugeriu que se deve considerar que a segunda fase do trabalho de parto é prolongada quando excede 3 horas se for administrada anestesia regional ou 2 horas na ausência de anestesia regional para as nulíparas. Em mulheres multíparas, esse diagnóstico pode ser feito se o segundo estágio do trabalho de parto exceder 2 horas com anestesia regional ou 1 hora sem ela (Romano e Lothian, 2008).

Os factores de risco maternos associados a uma segunda etapa prolongada incluem a nuliparidade, o aumento do peso materno e/ou do ganho de peso, a utilização de anestesia regional, a indução do trabalho de parto, a oclusão fetal em posição posterior ou transversal e o aumento do peso à nascença (Janni et al., 2002).

Terceira fase do trabalho de parto: é definida pelo período de tempo entre o nascimento do feto e a saída da placenta e das membranas fetais. Durante este período, a contração uterina diminui o fluxo sanguíneo basal, o que resulta no espessamento e na redução da área de superfície do miométrio subjacente à placenta, com subsequente descolamento da placenta. Apesar de a expulsão da placenta demorar menos de 10 minutos, a duração da terceira fase do trabalho de parto pode durar até 30 minutos (Herman et al., 2002).

O tratamento expetante da terceira fase do trabalho de parto envolve a expulsão espontânea da placenta. A gestão ativa envolve frequentemente a administração profiláctica de oxitocina ou outros uterotónicos (prostaglandinas ou alcalóides da cravagem do centeio), o clampeamento/corte precoce do cordão umbilical e a tração controlada do cordão umbilical. A terceira fase do trabalho de parto é considerada prolongada após 30 minutos, e a intervenção ativa, como a extração manual da placenta, é normalmente considerada (Prendiville et al., 2000).

Teorias do trabalho

Gunningharm et al., (2001) afirmaram que o início do trabalho de parto é desconhecido, mas foram postuladas as seguintes teorias:

Factores hormonais; (teoria dos estrogénios) durante a gravidez, a maioria dos estrogénios está presente sob a forma de ligação; durante o último trimestre, aparecem mais estrogénios livres, aumentando a excitabilidade do miométrio e a síntese de prostaglandinas. Teoria da retirada da progesterona; antes do parto, há uma queda na síntese de progesterona levando ao predomínio da ação excitatória dos estrogénios. *Teoria das prostaglandinas*: as prostaglandinas (PG) E2 e F2a são potentes estimuladores da atividade muscular uterina. Verificou-se que a PGF2a estava aumentada no sangue materno e fetal, bem como no líquido amniótico no final da gravidez e durante o trabalho de parto. Teoria *da ocitocina*; embora a ocitocina seja um poderoso estimulador da contração uterina, o seu papel natural no início do trabalho de parto é duvidoso. A secreção da enzima oxitocina da placenta diminui perto do termo devido à isquemia placentária, levando à predominância da ação da oxitocina. *Teoria do cortisol fetal;* o aumento da produção de cortisol pela glândula suprarrenal do feto antes do parto pode influenciar o seu início através do aumento da produção de estrogénio pela placenta (Smith, 2007).

Factores mecânicos; (*teoria da distensão uterina)*; como qualquer órgão oco do corpo, quando o útero é distendido até um certo limite, começa a contrair-se para evacuar o seu conteúdo. Isto explica o trabalho de parto pré-termo em caso de gravidez múltipla e polihidrâmnios (Haseeb, 2002).

Início do trabalho de parto

Caracteriza-se por: *dores de parto verdadeiras*, que são regulares e aumentam gradualmente em força, duração e frequência, causando dilatação cervical e acompanhadas de endurecimento do útero; o saco das águas anteriores fica tenso durante a contração, sendo normalmente aumentado por enema. Por vezes, as contracções uterinas intermitentes da gravidez provocam um certo grau de dores abdominais durante vários dias ou semanas antes do início das verdadeiras dores de parto. Estas *falsas dores* são irregulares; não aumentam em força, frequência ou duração. O saco das águas anteriores não incha durante a contração. Normalmente, são aliviadas com sedativos (Smith, 2007).

A mostra é um tampão de muco cervical expelido e tingido de sangue devido à rutura de pequenos vasos em resultado da separação das membranas do segmento uterino inferior. O trabalho de parto inicia-se normalmente algumas horas a alguns dias após a apresentação. *Dilatação do colo do útero*: a taxa normal de dilatação do colo do útero na fase ativa é de 1,2 cm/hora nas primigestas e de 1,5 cm/hora nas multíparas. Se a taxa for inferior a 1 cm/hora, é considerada prolongada. Formação da bolsa de águas anteriores: Prolonga-se através do colo do útero e fica tenso durante as contracções uterinas (Berghella et al., 2008).

A fase latente do trabalho de parto, também chamada de trabalho de parto prodrómico, pode durar muitos dias e as contracções são uma intensificação das contracções de Braxton Hicks que podem começar por volta das 26 semanas de gestação. O apagamento do colo do útero ocorre durante as últimas semanas de gravidez e, normalmente, está completo ou quase completo no final da fase latente. O apagamento cervical ou dilatação cervical é o adelgaçamento e o alongamento do colo do útero. O grau de apagamento do colo do útero pode ser sentido durante um exame vaginal. A fase latente termina com o início da primeira fase ativa, quando o colo do útero está cerca de 3 cm dilatado (Zhang, 2002).

Mecanismo de trabalho

A capacidade do feto de atravessar com sucesso a pélvis durante o trabalho de parto envolve mudanças na posição da sua cabeça durante a sua passagem pelo trabalho de parto. Os mecanismos do trabalho de parto, também conhecidos como movimentos cardinais, são descritos em relação a uma apresentação de vértice, como é o caso em 95% de todas as gestações. Embora o trabalho de parto e o parto ocorram de forma contínua, os movimentos cardinais são descritos como 7 sequências discretas, como discutido abaixo (Romano e Lothian, 2008):

Engate: O diâmetro mais largo da parte que se apresenta (com a cabeça bem flectida, em que o maior diâmetro transversal do occipital fetal é o diâmetro biparietal) entra na pélvis materna a um nível abaixo do plano da entrada pélvica. No exame pélvico, a parte que se apresenta está na estação zero ou ao nível das espinhas isquiáticas maternas (Haseeb, 2002). Descida: A passagem para baixo da peça de apresentação através da pélvis. Ocorre de forma intermitente com as contracções. A velocidade é maior durante a segunda fase do trabalho de parto. Flexão: À medida que o vértice fetal desce, encontra resistência na pélvis óssea ou nos tecidos moles do pavimento pélvico, resultando numa flexão passiva do occipital fetal. O queixo é colocado em contacto com o tórax fetal e o diâmetro de apresentação muda de occipitofrontal (11,0 cm) para suboccipitobregmático (9,5 cm) para uma passagem óptima através da pélvis. Rotação interna: À medida que a cabeça desce, a parte de apresentação, normalmente na posição transversal, é rodada cerca de 45° para a posição antero-posterior (AP) sob a sínfise. A rotação interna faz com que o diâmetro AP da cabeça fique alinhado com o diâmetro AP da saída pélvica (Norwitz et al., 2001). Extensão: Com mais descida e flexão total da cabeça, a base do occipital entra em contacto com a margem inferior da sínfise púbica. A resistência ascendente do pavimento pélvico e as forças descendentes das contracções uterinas fazem com que o occipital se estenda e rode em torno da sínfise. Segue-se a saída da cabeça do feto (Hanretty, 2003). Restituição e rotação externa: Quando a cabeça do feto está livre de resistência, ela desenrola-se cerca de 45° para a esquerda ou para a direita, voltando à sua posição anatómica original em relação ao corpo. Expulsão: Após a saída da cabeça do feto, uma nova descida leva o ombro anterior até o nível da sínfise púbica. O ombro anterior é então rodado sob a sínfise, seguido do ombro posterior e do resto do feto (Norwitz et al., 2001).

Dores de parto

A dor aguda, como a dor do parto, tem duas dimensões: uma dimensão sensorial ou física, com a transmissão de informação de estímulos de dor ao cérebro, e uma dimensão afectiva devido à interpretação desses estímulos através da interação de uma grande variedade de variáveis emocionais, sociais, culturais e cognitivas exclusivas do indivíduo (Hawkins, 2010).

A experiência das dores de parto varia muito de mulher para mulher. Também pode variar para a mesma mulher em diferentes partes do trabalho de parto e de um trabalho de parto para outro. O fator que melhor prevê a experiência de dor de parto de uma mulher é o seu nível de confiança na sua capacidade de lidar com o parto (Lally et al., 2008).

O limiar da dor é o ponto em que a dor começa a ser sentida. Trata-se de um fenómeno inteiramente subjetivo. A intensidade a que um estímulo (por exemplo, calor, pressão) começa a evocar dor é a intensidade do limiar. A intensidade a que um estímulo começa a evocar a dor varia de indivíduo para indivíduo e para um determinado indivíduo ao longo do tempo (Hughes, 2008).

Lally et al., (2008) concluíram que quatro factores eram consistentes na sua associação com a satisfação no parto: quantidade de apoio recebido, qualidade da relação com a carreira, envolvimento na tomada de decisões e expectativas pessoais. Os valores culturais e os comportamentos aprendidos influenciam a perceção e a resposta à dor aguda. As expectativas das mulheres relativamente à dor do parto são frequentemente confirmadas pela sua experiência de parto. A ansiedade e o medo da dor estão correlacionados com uma maior experiência de dor relatada (Lang et al., 2006).

Saisto e Halmesmaki, (2003) concluíram que as mulheres com antecedentes de dismenorreia, ou períodos dolorosos, têm maior probabilidade de sentir dores fortes durante o parto. O trabalho de parto é significativamente mais doloroso durante o primeiro parto do que nos partos subsequentes. Esta diferença pode refletir alterações físicas no canal de parto resultantes de um parto anterior. É impossível prever a duração do trabalho de parto. A duração do trabalho de parto tende a ser menor à medida que o número de filhos aumenta, mas isto é apenas uma indicação no estrangeiro. Um trabalho de parto induzido é frequentemente mais longo do que um trabalho de parto natural. O tamanho e a posição do bebé também parecem ter influência. Parte-se frequentemente do princípio de que um parto curto é mais tolerável do que um parto longo - mas não é necessariamente assim. Muitas outras mães referem que um parto curto foi mais doloroso e desagradável do que um parto mais longo (mas menos intenso). Muitas mulheres acham que a intensidade das dores aumenta drasticamente quando as águas (membranas) se rompem.

A dor e o stress do trabalho de parto activam o sistema nervoso simpático, resultando num aumento das concentrações plasmáticas de catecolaminas, do débito cardíaco e da pressão arterial. Os níveis circulantes de epinefrina e norepinefrina aumentam de 200% a 600% durante o trabalho de parto não medicado e este aumento das catecolaminas está associado a uma diminuição do fluxo sanguíneo uterino. A dor intensa, a ansiedade e o aumento dos níveis de catecolaminas estão associados a um trabalho de parto prolongado ou disfuncional. A epinefrina é um tocolítico e os médicos há muito que observaram que um padrão de trabalho de parto aparentemente disfuncional pode ser corrigido com uma analgesia eficaz. Por último, a dor intensa não aliviada pode resultar em graves perturbações da saúde mental que interferem com a ligação materno-neonatal, futuras relações sexuais e contribuem para a depressão pós-parto e, raramente, para a perturbação de stress pós-traumático (Wong, 2010).

Consequências fisiológicas e psicológicas adversas da dor do parto:

1. Respiratório: provoca hiperventilação, levando a hipocapnia e acidose respiratória.
2. Cardiovascular: aumenta o débito cardíaco e a pressão sanguínea através da atividade

simpática; isto pode ser problemático em doenças cardíacas e na pré-eclâmpsia. O aumento do retorno venoso associado às contracções uterinas também pode contribuir.

3. Neuroendócrino: aumenta a secreção materna de catecolaminas com risco de constrição uteroplacentária.

4. Gastrointestinal: o efeito do trabalho de parto no esvaziamento gástrico e na acidez não é claro, embora tenha sido sugerido um atraso no esvaziamento e um aumento da secreção ácida. Sabe-se que os opiáceos induzem a estase gástrica.

5. Psicológica: a dor intensa do parto tem contribuído para o stress emocional a longo prazo, com potenciais consequências adversas para a saúde mental da mãe e para as relações familiares (Pan e Eisenach, 2009).

Benefícios das dores de parto:

Indica à mãe e às pessoas que assistem ao trabalho de parto/parto que estão a ocorrer contracções. Pode ter conotações positivas relativamente ao parto, relacionadas com influências societais/culturais, bem como pode indicar problemas (por exemplo, rutura uterina, descolamento da placenta). Por último, prepara a mãe para a responsabilidade de cuidar de um recém-nascido (Lothian, 2000).

Via de dor no parto

A dor de parto deve-se à dilatação do colo do útero e do segmento uterino inferior, à contração uterina e à distensão das estruturas que rodeiam a vagina e a saída pélvica. Inicialmente, a dor é sentida na parte inferior do abdómen mas, à medida que o trabalho de parto progride, a distensão do canal de parto pela parte fetal descendente provoca dores nas costas, no períneo e nas coxas. Útero e colo do útero - os impulsos aferentes são transmitidos através das fibras A delta (A6) e C, que viajam com os nervos simpáticos através do plexo hipogástrico para entrar nas partes lombar e torácica inferior da cadeia simpática. A ligação central à medula espinal faz-se através do gânglio da raiz dorsal e da divisão lateral das raízes posteriores de T10-L1. As dores de parto são, por conseguinte, referidas às áreas da pele supridas por estes nervos, ou seja, a parte inferior do abdómen, os lombos e a região lombo-sacra, Fig. (1) (Hawkins, 2010).

Vagina e saída pélvica - a transmissão aferente também é feita através das fibras A8 e C, mas com o feixe parassimpático nos nervos pudendos (S2,3,4). Há também uma pequena contribuição dos nervos ilio-inguinal, genito-femoral e do ramo perfurante do nervo cutâneo posterior da coxa. É importante ter em conta que as estruturas sensíveis à dor na pélvis também estão envolvidas, ou seja, os anexos, o peritoneu parietal pélvico, a bexiga, a uretra, o reto e as raízes do plexo lombar. Por conseguinte, L2 a S5 devem ser bloqueados. Existe uma sobreposição e o alívio da dor não é uma simples questão de bloquear T10 a L1 para a primeira fase e S2, 3, 4 para a segunda fase do trabalho de parto (Pan e Eisenach, 2009).

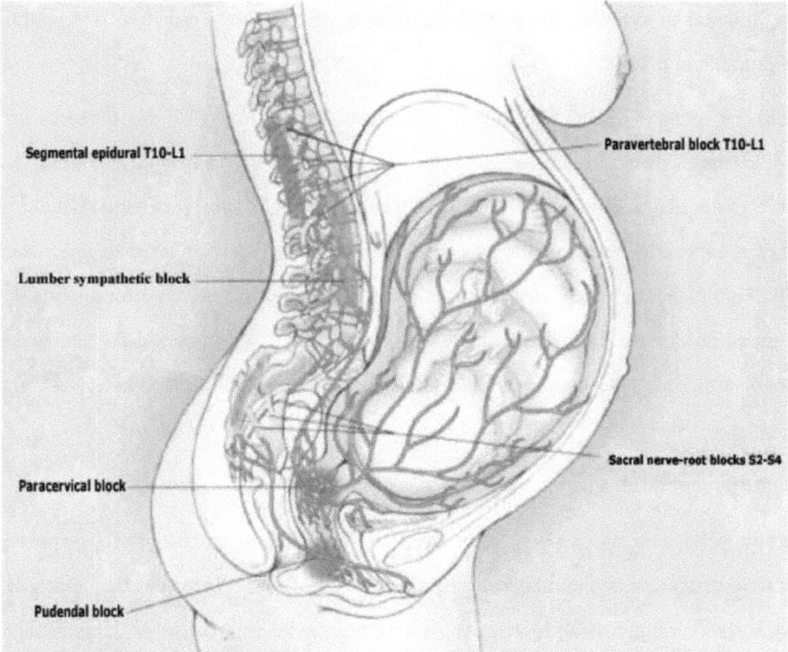

Fig. (1): Áreas de dor sentidas durante o trabalho de parto (Citado de Wong, 2010).

Mecanismos e caraterísticas da dor de parto

I- Causas

Primeira fase: Contracções uterinas e dilatação do segmento uterino inferior e do colo do útero para permitir a passagem do feto. Segunda fase: Maior pressão da parte que se apresenta sobre as estruturas pélvicas sensíveis à dor e distensão das estruturas circundantes (Martin et al., 2006).

II- Caraterísticas

Mais de 90% das mulheres sentem dores de parto graves/insuportáveis, embora a recordação se desvaneça com o tempo. Normalmente, a dor é semelhante a outros tipos de dor visceral, ou seja, intermitente, intensa e com cólicas; começa na parte inferior do abdómen e nas costas, estendendo-se ao períneo e às coxas (Wong, 2010).

Vários factores físicos e psicológicos podem influenciar a gravidade e a duração da dor e do sofrimento do parto. Os factores físicos incluem a idade materna, a paridade e a condição materna, o estado do colo do útero no início do trabalho de parto e a relação entre o tamanho e a posição do feto e o tamanho do canal de parto. Muitos destes factores estão inter-relacionados. Geralmente, as nulíparas mais velhas têm partos mais longos e mais dolorosos do que as nulíparas mais jovens (Berghella et al., 2008).

Os níveis de dor relatados pelas parturientes variam muito. Os níveis de dor parecem ser influenciados pelos níveis de medo e ansiedade, pela experiência de partos anteriores, pelas ideias culturais sobre o parto e a mobilidade da dor durante o parto e pelo apoio prestado durante o parto. As mulheres, especialmente as de baixa escolaridade, tiveram experiências mais dolorosas durante o parto. Alguns factores estão associados ao aumento da dor: primeiro parto, história de dismenorreia, medo da dor e uma prática religiosa. Alguns factores diminuem a dor: aulas de preparação para o parto, desejo de amamentar, estatuto socioeconómico elevado e idade avançada (Tournaire e Yonneau, 2007).

III- Factores que podem influenciar a quantidade de estímulos dolorosos

A própria anatomia pélvica da mãe; se for grande, pode ser facilmente expansível; se for pequena, pode ser necessário esticar mais e aumentar a pressão intra-abdominal. Tamanho da cabeça do feto; uma cabeça grande requer mais espaço e mais tempo para descer e dar à luz. Uma cabeça pequena pode passar pela pelve com um mínimo de alongamento (Berghella et al., 2008). Força, frequência e duração das contracções uterinas; contracções extremamente fortes podem causar um desconforto significativo à mãe; contracções que ocorrem a cada dois ou três minutos podem fazer com que a mãe fique fatigada e menos tolerante ao desconforto. As contracções que duram continuamente sessenta a noventa segundos requerem uma grande tolerância e concentração por parte da mãe. (Berghella et al., 2008).

Presença ou ausência de certos desvios ou complicações obstétricas; a necessidade de indução pode resultar num trabalho de parto mais longo e difícil do que se o parto fosse espontâneo. Problemas com o feto no útero podem impedir que a mãe receba qualquer tipo de sedação. Limiar de dor da mãe; acredita-se que a dor sentida pode ser alterada pelo nível de substâncias hormonais semelhantes à morfina disponíveis no corpo, chamadas endorfinas. Estas parecem interferir com a transmissão de impulsos que produzem dor para o cérebro ou podem interferir com a sensibilidade do cérebro a estes impulsos. Os níveis de endorfina diminuem na presença de ansiedade, tensão, fadiga e estímulos negativos prolongados (Hanretty, 2003).

Métodos de avaliação da dor

A dor é uma sensação subjectiva e, por isso, difícil de medir. No entanto, é importante quantificá-la por várias razões; uma das razões mais convincentes é que a atribuição de uma medida da dor dá aos doentes uma certa sensação de controlo sobre a sua condição e tem efeitos positivos na sua capacidade de lidar com a situação. As medições da dor também proporcionam um meio de avaliar a eficácia da resposta ao tratamento e o prognóstico (Hartrick et al., 2003).

I- Medição subjectiva da intensidade da dor

A dor é uma experiência pessoal e subjectiva influenciada pela aprendizagem cultural, o significado da situação, a atenção e outras variáveis psicológicas. As abordagens à medição da dor incluem escalas de autoavaliação verbais e numéricas, escalas de observação comportamental e respostas fisiológicas. A natureza complexa da experiência da dor sugere que as medições destes domínios podem nem sempre apresentar uma elevada concordância. Como a dor é subjectiva, os auto-relatos dos doentes constituem a medida mais válida da experiência (Price et al., 2008). A escala visual analógica (EVA) e o Questionário McGill (MPQ) são provavelmente os instrumentos de autoavaliação mais frequentemente utilizados para a medição da dor em contextos clínicos e de investigação. O MPQ foi concebido para avaliar a natureza multidimensional da experiência da dor e demonstrou ser um instrumento de medição fiável, válido e consistente (Soyannwo et al, 2002).

II- Medição objetiva da dor

A avaliação da dor do parto pode incluir factores objectivos como complicações obstétricas, duração do parto e utilização de analgésicos (Hodnett et al., 2011).

A- Serotonina:

A serotonina [5-hidroxitriptamina, (5-HT)] é um neurotransmissor, neuromodulador e neuro-hormona tanto no SNC como na periferia. Verificou-se que modula muitos processos comportamentais através de pelo menos 14 subclasses dos seus receptores 5-HT. Na periferia, estes processos incluem a regulação do diâmetro da vasculatura associada à circulação sanguínea no cérebro e no corpo (Young, 2007).

A serotonina também medeia vários comportamentos importantes do SNC, incluindo a resposta ao stress, a força imunitária e a predileção pela violência contra a propriedade, contra os outros (homicídio) ou contra si próprio (suicídio). Assim, é fundamental para a produção e o tratamento de várias perturbações de stress, incluindo a mania-depressão, a distimia, a perturbação obsessiva compulsiva, a síndrome pré-menstrual, a anorexia-obesidade e várias outras, como o autismo e a esquizofrenia (Berger et al., 2009).

A serotonina ou 5-HT é um neurotransmissor monoamina. Derivada bioquimicamente do triptofano, a serotonina encontra-se principalmente no trato gastrointestinal, nas plaquetas e no SNC dos seres humanos e dos animais. É um conhecido contribuinte para a sensação de bem-estar; por isso, é também conhecida como a hormona da felicidade. Cerca de 80% da serotonina total do corpo humano está localizada nas células enterocromafins do intestino, onde é utilizada para regular os movimentos intestinais. A restante é sintetizada nos neurónios serotoninérgicos do SNC, onde tem várias funções. Estas incluem a regulação do humor, do apetite, do sono, bem como a contração muscular. A serotonina também tem algumas funções cognitivas, incluindo na memória e na aprendizagem. Pensa-se que a modulação da serotonina nas sinapses é uma das principais acções de várias classes de antidepressivos farmacológicos (Young, 2007).

A serotonina é o neurotransmissor que inicia a cascata de recompensa. As provas sugerem a importância da serotonina na acupunctura. A maior parte destas provas provém de investigações sobre os efeitos analgésicos da acupunctura, que sugerem que a acupunctura afecta diretamente a cascata de recompensa ao aumentar a quantidade de serotonina no hipotálamo (Berger et al., 2009).

B- Endorfinas e Encefalinas:

São descritos como sendo peptídeos semelhantes aos opiáceos, ou neuropeptídeos, que são produzidos naturalmente pelo organismo nas sinapses neurais em vários pontos da via do SNC. São medidas padrão para a dor, são biomarcadores após a exposição à dor e ao stress. Foi sugerido que a produção ou libertação de endorfinas e encefalinas pode ser aumentada após estímulos dolorosos. 0 nível de endorfina eleva-se após o exercício e pensa-se que suprime a dor do exercício máximo. Assim, a concentração de endorfinas poderia ser uma medida objetiva da dor (El-Sheikh e Boswell, 2004).

C- Eletromiografia (EMG):

É uma técnica para avaliar e registar a atividade eléctrica produzida pelos músculos esqueléticos. A EMG é realizada utilizando um instrumento chamado eletromiografia, para produzir um registo chamado eletromiograma. A eletromiografia detecta o potencial elétrico gerado pelas células musculares quando estas são activadas eléctrica ou neurologicamente. Os sinais podem ser analisados para detetar anomalias médicas, nível de ativação, ordem de recrutamento ou para analisar a biomecânica do movimento humano ou animal. Por conseguinte, a eletromiografia tem potencial para ser útil na avaliação de condições de dor que estão ou podem estar associadas a uma resposta muscular anormal (Vaiman e Krakovski, 2012).

Tratamento da dor do parto

O alívio da dor no parto envolve a interrupção das vias normais da dor em qualquer ponto desde o ponto de início do estímulo doloroso até à perceção central da dor. A gestão da dor do parto é um dos principais objectivos dos cuidados intraparto (Smith et al., 2010).

Existem duas abordagens gerais para o controlo da dor do parto: farmacológica e não farmacológica. As abordagens farmacológicas visam a eliminação da sensação física da dor de parto, ao passo que as abordagens não farmacológicas visam sobretudo a prevenção do sofrimento. O sofrimento pode ser definido em termos de qualquer um dos seguintes elementos psicológicos: perceção de uma ameaça para o corpo e/ou para a psique; impotência e perda de controlo; angústia; recursos insuficientes para lidar com a situação angustiante; medo da morte da mãe ou do bebé. Embora a dor e o sofrimento ocorram frequentemente em conjunto, é possível sofrer sem dor ou ter dor sem sofrimento (Price et al., 2008).

São experimentados muitos métodos não farmacológicos para ajudar a gerir a dor, incluindo a acupunctura, técnicas mente-corpo, massagem, reflexologia, medicamentos à base de plantas, hipnose, relaxamento, acupressão e música (Smith et al., 2010).

I- Abordagem farmacológica

A. Analgesia sistémica:

1. Parenteral:

a. *Opióides* "puros": por exemplo, petidina (meperidina), morfina, diamorfina; fentanil e remifentanil. Muitos dos aparentes efeitos "analgésicos" podem ser devidos à sedação, mas atravessam facilmente a placenta e tanto a mãe como o bebé precisam de ser monitorizados durante e após o parto (Bricker e Lavender, 2002).

b. Agentes mistos, p. ex., meptazinol, tramadol: não apresentam evidência de maior eficácia ou segurança do que os opióides tradicionais (Wong, 2010).

Efeitos secundários dos medicamentos analgésicos durante o parto:

(1) Feto, O que a mãe em trabalho de parto recebe atravessa a placenta e vai para o feto. O feto fica sedado como resultado da medicação. Se o efeito da medicação não passar até ao momento do parto, pode causar dificuldades respiratórias no feto. A medicação não é normalmente administrada se o feto for prematuro devido a problemas de desintoxicação do fármaco devido ao seu sistema imaturo. Também não é, normalmente se o feto já estiver a mostrar sinais de comprometimento ou sofrimento (Fraser e Cooper, 2003).

(2) Mãe, a medicação vai fazer com que a mãe fique sonolenta ou com sono. Não elimina totalmente o desconforto. Quando administrado durante a fase ativa, pode provocar um relaxamento materno adequado que resulta numa dilatação mais rápida. Não é geralmente administrado durante a fase latente (menos de 4 cm de dilatação) porque pode interromper um padrão de contração regular. Não é geralmente administrado na fase de transição (mais de 8 cm de dilatação), uma vez que o tempo de parto não pode ser previsto com exatidão e o bebé pode nascer sob o impacto total da medicação (Nelson e Eisenach, 2005).

(3) Processo de trabalho de parto e parto: os medicamentos podem abrandar o trabalho de parto e espaçar mais as contracções. Além disso, podem acelerar o trabalho de parto devido ao estado de relaxamento da paciente (Nelson e Eisenach, 2005).

2. por inalação:

Óxido nitroso: Disponível em pré-mistura 50:50 com oxigénio em muitos países, onde é amplamente utilizado mas com eficácia limitada. Pode provocar náuseas, sonolência ou euforia e pode interagir com opiáceos, causando dessaturação materna (Rosen, 2002).

B. Analgesia regional:

1. Infiltração local/blocos nervosos:

a. Bloqueio paracervical: Raramente utilizado devido ao elevado risco de injeção intravascular e bradicardia fetal.

b. Bloqueio pudendal: Utilizado para partos vaginais (incluindo instrumentais). Bloqueia o nervo pudendo ($S2$-S_4) que se origina do plexo sacral e que alimenta a parte inferior da vagina, a vulva e o períneo. Ineficaz para procedimentos que exijam uma manipulação extensa, por exemplo, pinças/rotações da cavidade média (Tournaire e Yonneau, 2007).

2. Técnicas neuraxiais:

a. Caudal: Raramente utilizada nos países desenvolvidos porque as epidurais lombares são mais fáceis de gerir e mais flexíveis.

b. Espinhal: Útil para procedimentos únicos, por exemplo, parto instrumental, mas menos utilizado para o trabalho de parto, porque o efeito de uma raquianestesia de injeção única pode não durar o tempo suficiente, mesmo que os opióides e o anestésico local sejam utilizados em conjunto (Wong, 2010).

c. Epidural lombar: Amplamente utilizada nos países desenvolvidos pelas seguintes vantagens: Pensa-se que é a forma mais eficaz de analgesia no trabalho de parto, proporciona analgesia para o parto instrumental/assistido, evita a necessidade de anestesia geral com os riscos que lhe estão associados, uma vez que a epidural pode ser complementada para cesariana ou outros procedimentos, melhora o tratamento da pré-eclâmpsia e pensa-se que é benéfica na gravidez múltipla e na prematuridade, reduz o stress cardiovascular, respiratório e neurológico na doença sistémica e pode melhorar o estado ácido-base neonatal na exaustão materna (Krzysztof e Kuczkowsk, 2007).

As complicações da anestesia epidural são as mesmas que para pacientes não grávidas. Se ocorrer uma punção dural acidental durante a analgesia epidural, a cefaleia pós-punção dural ocorre em cerca de 50% dos casos. A analgesia epidural aumenta a duração da segunda fase do trabalho de parto em 15 a 30 minutos e pode aumentar a taxa de partos vaginais assistidos por instrumentos, bem como a taxa de administração de ocitocina. Os clínicos e as pacientes também se têm preocupado com o facto de a utilização de analgesia epidural no início do trabalho de parto aumentar o risco de parto por cesariana. As lesões neurológicas são comuns após o parto, pelo que as mulheres devem ser alertadas para o pequeno risco adicional da analgesia regional (Hawkins, 2010).

Estudos realizados para comparar o efeito analgésico da anestesia regional e dos agentes parenterais mostraram que a anestesia regional proporciona um alívio superior da dor. Embora alguns investigadores tenham referido que a anestesia epidural está associada a um ligeiro aumento da duração do trabalho de parto e da taxa de partos operatórios (Toledano et al., 2009, Bricker e Lavender, 2002). A anestesia regional é eficaz como método de controlo da dor, mas existem efeitos adversos comuns que incluem hipotensão materna, temperatura materna >100,4°F, cefaleia pós-punção dural, desaceleração transitória do coração fetal e prurido (com adição de opiáceos) (Leeman et al., 2003b).

II- Abordagem não farmacológica

A dor do parto pode ser intensa, com tensão, ansiedade e medo a agravarem-na. Muitas mulheres gostariam de dar à luz sem recorrer a fármacos e recorrem a alternativas para controlar a dor (Leeman et al, 2003a).

I- Preparação/apoio psicológico (Psicoprofilaxia) no trabalho de parto

Refere-se à educação mental e física dos pais na preparação para o parto, com o objetivo de minimizar o medo e a dor e promover relações familiares positivas. Inclui técnicas de relaxamento e exercícios ensinados durante as aulas de preparação para o parto (Hodnett et al., 2011).

A dor do parto é uma resposta patológica produzida pelo medo, apreensão e tensão. Assim, é essencial ensinar à mulher os factos anatómicos e fisiológicos do parto, e instruí-la sobre o relaxamento físico e mental. Ambas as abordagens são alegadamente capazes de diminuir a dor, familiarizando a grávida com o processo de parto e criando uma atmosfera de confiança (Fabian et al., 2005).

As aulas de Lamaze educam as mulheres sobre as formas como podem diminuir a sua perceção da dor, através de técnicas de relaxamento, exercícios de respiração, distração ou massagem por um técnico de apoio. Verificou-se que o método Lamaze de preparação para o parto reduz a necessidade de medicação durante o parto e diminui a perceção subjectiva da dor durante o trabalho de parto (Maimburg et al., 2010).

O método Bradley dá ênfase a uma abordagem natural do parto e à participação ativa do pai do bebé como orientador do parto. Um dos principais objectivos deste método é evitar o uso de medicamentos, a menos que seja absolutamente necessário. Também se centra numa boa alimentação e no exercício físico durante a gravidez e em técnicas de relaxamento e de respiração profunda como método de lidar com o trabalho de parto. Embora o método Bradley defenda uma experiência de parto sem medicação, as aulas preparam os pais para complicações ou situações inesperadas, como cesarianas de emergência (Leeman et al., 2003a).

Método de Leboyer: este método centra-se em proporcionar um melhor acolhimento ao recém-nascido. Em contraste com o ambiente habitual, com demasiada luz e ruído que stressam o bebé, Leboyer propõe calma para a mãe, o pai e os profissionais, e escuridão, pouco ruído e um banho quente para o recém-nascido. Para o conforto da mãe durante o parto, Leboyer considera que a serenidade obtida através da atenção ao bebé aumenta o limiar da dor. Não foi feita uma avaliação específica dos efeitos sobre a dor do parto. No entanto, os casais manifestam um elevado grau de satisfação. Embora o método de Leboyer seja raramente utilizado atualmente, muitos profissionais do parto continuam a considerá-lo como tendo um efeito positivo, com uma atenção suave e reforçada para o recém-nascido (Tournaire e Yonneau, 2007).

I-Técnicas de respiração no trabalho de parto

A respiração é afetada pelo stress e a respiração adaptada é uma das formas mais fáceis de ajudar a relaxar. Durante a gravidez, o tamanho e a posição do bebé afectam o posicionamento do diafragma e, consequentemente, a respiração. A respiração pode ser utilizada para aumentar a profundidade do relaxamento, variando a sua velocidade; uma respiração mais lenta conduz a um relaxamento profundo (Bailey et al., 2008).

Objetivo das técnicas de respiração: Fornecer oxigénio à mãe e ao bebé. Se os músculos estiverem bem oxigenados, podem funcionar mais eficazmente, pelo que haverá menos dores. Se o bebé tiver bastante oxigénio, o seu ritmo cardíaco será ótimo.

Relaxamento: A respiração rítmica promove o relaxamento físico, reduzindo a tensão muscular, e promove o relaxamento emocional, reduzindo a ansiedade. Distração: As técnicas de respiração proporcionam um meio de distrair a mulher da dor do parto, dando-lhe algo em que se concentrar para além da contração (Fraser e Cooper, 2003).

Na primeira fase, a mulher deve ser encorajada a manter-se relaxada e a concentrar-se numa respiração fácil e ritmada durante as contracções. Durante a primeira fase do trabalho de parto, a respiração lenta e constante é a melhor opção para o controlo da dor. A primeira respiração deve ser longa e profunda. Chama-se a isto a respiração organizacional porque a mulher deve estar a organizar os seus pensamentos e a concentrar-se na respiração nesse preciso momento. A respiração seguinte deve ser lentamente puxada para dentro pelo nariz e depois expelida pela boca com um suspiro audível (Hamlyn, 2005).

Na segunda fase, a respiração é utilizada para aumentar a pressão abdominal e, assim, ajudar na expulsão do feto. Também é utilizada para relaxar o músculo pudendo para evitar a expulsão precipitada da cabeça. Os exercícios respiratórios fornecem aos músculos do útero e ao feto a quantidade ideal de oxigénio, fluem naturalmente e sem esforço, sem necessidade de nos esforçarmos, nem mental nem fisicamente, e ajudam no relaxamento (Hamlyn, 2005).

III- Técnicas de relaxamento no trabalho de parto

O relaxamento é definido como um estado de consciência caracterizado por um sentimento de paz e libertação de tensão, ansiedade e medo. A palavra "relaxado" é usada para relaxar os músculos ou para pensamentos pacíficos. Os objectivos do relaxamento durante o trabalho de parto são reduzir o stress emocional associado ao trabalho de parto, ajudar a conservar a energia (o relaxamento dos músculos voluntários durante a primeira fase do trabalho de parto poupará o esforço necessário para a perceção ativa no parto), reduzir o stress mental e a ansiedade, ajudar a controlar a dor do trabalho de parto (aumentar o limiar da dor), facilitar o trabalho de parto e servir como uma capacidade de lidar com a vida (Brayshaw, 2004).

* Técnicas neuromusculares de relaxamento:

Tens - Relaxar : Esta técnica é o tipo de relaxamento mais comum nas aulas pré-natais e consiste em esticar um conjunto de músculos, registar a tensão e, em seguida, libertar o trabalho muscular e registar a ausência de tensão. Esta técnica é aplicada em pequenas articulações, dedos dos pés, tornozelo, dedos e pulso. (John et al., 2003).

Relaxamento com controlo da respiração: É uma forma de treino de relaxamento em que a contração ou o aumento da tensão num grupo de músculos é acompanhada pela inspiração e a libertação da contração e ausência de tensão é acompanhada pela expiração (Brayshaw, 2004).

Relaxamento seletivo: É o chamado método de dissociação ou técnica de perfuração de desvio. Neste método, uma área do corpo é tensionada enquanto o sujeito mantém todas as outras áreas relaxadas. Esta técnica é utilizada para estimular a contração do útero durante o trabalho de parto, enquanto as outras partes do corpo ficam relaxadas (Kitzinger, 2003).

* Relaxamento mental:

A visualização para relaxamento é uma habilidade básica para o trabalho de parto e o parto. Muitas aulas de parto ensinam a visualização como uma forma de promover o relaxamento e reduzir a dor e o medo no trabalho de parto. Seguindo o ciclo medo, tensão, dor, a promoção do relaxamento e menos dor pode começar por reduzir a tensão e o medo. Muitas pessoas pensam na visualização como imaginar um lugar feliz e tentar recriar esse lugar na mente. (Bailey et al., 2008).

Algumas pessoas acham que a visualização mental de cores ou números é mais fácil, pensando numa determinada cor enquanto as partes do corpo estão relaxadas ou contando para trás a partir de cem (Brayshaw, 2004).

A concentração no ponto focal A concentração da atenção ajudará a melhorar o relaxamento e a aumentar a concentração durante uma contração. Um ponto focal interno, como uma cena tranquila, pode funcionar bem para algumas, enquanto outras podem achar que precisam de se concentrar num objeto na sala ou nos olhos do parceiro. Este foco pode mudar durante o trabalho de parto à medida que as contracções ganham força (Kitzinger, 2003).

IV- Toque e massagem no trabalho de parto

O objetivo do toque terapêutico ou da massagem durante o trabalho de parto é transmitir carinho e tranquilidade. As contracções dolorosas do útero podem ser tratadas através da aplicação de pressão com as mãos nas costas, no abdómen, nas ancas, nas coxas, no sacro ou no períneo da mulher. A ansiedade é reduzida nas pacientes que recebem um toque tranquilizador. O toque calmante ou a massagem podem ajudar as mulheres a lidar com o trabalho de parto, reduzir a ansiedade, aliviar a dor e aumentar o conforto sem efeitos adversos (Simkin e O'Hara, 2002).

V- Banhos de água quente durante o parto

Embora os profissionais possam estar divididos quanto aos partos debaixo de água, as parturientes gostam de utilizar banhos de água quente na primeira e na segunda fase inicial do trabalho de parto. O calor é analgésico e a flutuabilidade da água é relaxante. Os banhos de água quente parecem ser um bom método de alívio da dor, embora tenham sido realizados poucos ensaios fiáveis (Simkin e O'Hara 2002).

VI- Bloqueios de água esterilizada durante o parto

A contra-irritação é o processo pelo qual a dor localizada pode ser aliviada pela irritação da pele na mesma distribuição de dermátomos. Por exemplo, o útero é suprido pelos segmentos inferiores da medula espinal torácica. Alguns deles recebem estímulos da pele da região lombar e do sacro. A analgesia de parto pode ser produzida através da contra-irritação desta zona. A irritação pode ser conseguida através da injeção intracutânea de pápulas de água esterilizada sobre o sacro com uma agulha fina (Tournaire e Yonneau, 2007).

VII- Hipnose no parto

A hipnoterapia não é uma modalidade nova para o trabalho de parto, embora não seja utilizada com frequência em muitas áreas (Marmor e Krol, 2002). Foram relatados alguns efeitos negativos da hipnose, incluindo tonturas ligeiras, náuseas e dores de cabeça. Estes parecem estar associados à incapacidade de desipnotizar corretamente o paciente. Deve ter-se cuidado com os doentes vulneráveis à decomposição psicótica. A hipnose parece reduzir o medo, a tensão e a dor durante o parto e aumentar o limiar da dor. Reduz a necessidade de analgesia química. As doentes têm uma maior sensação de controlo sobre as contracções dolorosas. Por conseguinte, a hipnose pode ser considerada como um complemento útil durante o trabalho de parto e o parto (Tournaire e Yonneau, 2007).

VIII- Biofeedback no trabalho de parto

O biofeedback pode ser definido como uma terapia alternativa na qual o paciente é treinado para regular certas condições fisiológicas, como a tensão muscular, a pressão arterial, etc., para promover o relaxamento. É uma terapia que visa treinar as mulheres a reconhecer alguns sinais corporais, como o ritmo cardíaco, a tensão muscular ou a temperatura e, consequentemente, a alterar as suas respostas corporais com a ajuda de instrumentos electrónicos que emitem um sinal. É uma abordagem alternativa que visa permitir que as mulheres ganhem controlo sobre as suas respostas corporais. Os eléctrodos fornecem informações a uma caixa de monitorização que regista os resultados através de um som ou de um medidor visual que varia à medida que a função monitorizada aumenta ou diminui. Para as mulheres em trabalho de parto, várias técnicas de relaxamento assistidas por biofeedback têm sido aplicadas no controlo da dor (Wong, 2010).

IX- Yoga no parto

O ioga, um método de origem indiana, propõe o controlo da mente e do corpo. Entre os diferentes tipos de yoga, o "yoga energético" pode ser aplicado à gravidez e ao parto. Através de um treino especial de respiração, consegue alterações nos níveis de consciência, relaxamento, recetividade ao mundo e paz interior. Segundo os profissionais que utilizam esta técnica para o parto, o ioga encurta a duração do trabalho de parto, diminui a dor e reduz a necessidade de medicação analgésica (Tournaire e Yonneau, 2007).

X- Musicoterapia no trabalho de parto

A música responde a muitas das necessidades físicas e psicológicas dos doentes. Em obstetrícia, um tipo de música lenta e repousante pode ser utilizado como sedativo para promover o relaxamento durante a fase inicial do trabalho de parto. A música com um ritmo constante pode ser utilizada como estimulante para promover o movimento durante as últimas fases. A música pode atuar como um método de distração ou ter uma influência calmante, relaxante ou motivadora nas emoções da mulher e na sua experiência do trabalho de parto e da dor. Pode ser utilizada para bloquear sons que distraem ou perturbam (como o de outra mulher em trabalho de parto) e pode ajudar a criar padrões de respiração rítmica e movimentos de massagem, além de facilitar o relaxamento e as atitudes positivas do pessoal, dos parceiros e das pessoas que prestam apoio (Bailey et al., 2008).

XI- Acupressão no parto

A acupressão é um descendente da terapia manipulativa chinesa em que os pontos são estimulados por pressão, utilizando as mãos, os dedos e os polegares. A acupressão supõe a circulação do sangue, a harmonia do yin e do yang e a secreção dos neurotransmissores, mantendo assim as funções normais do corpo humano e melhorando o bem-estar. Algumas parteiras utilizam a acupressão para aliviar as dores do parto. A pressão é aplicada simultaneamente em ambos os lados da coluna vertebral, na zona lombar. A pressão sobre os pontos sensíveis pode ser particularmente eficaz. A força é inicialmente aplicada durante as contracções e depois continuamente (James et al., 2012).

XII- Estimulação eléctrica nervosa transcutânea (TENS) no trabalho de parto

Envolve a administração de estímulos eléctricos de baixa tensão através de eléctrodos planos aplicados na pele. As unidades TENS são compostas por um estimulador e dois pares de eléctrodos. Os eléctrodos superiores são colocados ao nível do décimo nervo torácico até à primeira raiz lombar e o par inferior ao nível do segundo ao quarto nervos sacrais (Jones e Johnson, 2009).

De acordo com a teoria da marcha da dor, a estimulação eléctrica das fibras aferentes grandes e de alta velocidade impede que as fibras C mais pequenas e de baixa velocidade, que transportam a dor, transmitam sinais de dor aos centros cerebrais superiores e aumentem a produção de β-endorfina e encefalina, que são os analgésicos endógenos. A unidade TENS emite impulsos eléctricos de baixa tensão que variam em frequência e intensidade. (Dowswell et al., 2009).

El Badrey,(1994) concluiu que o TENS e a instrução intranatal são analgésicos competentes e espera-se que seja a modalidade alternativa preferida para o alívio da dor em obstetrícia e até mesmo para a analgesia ginecológica.

Acupunctura

A acupunctura é utilizada na China há mais de 2000 anos. Partes anatómicas específicas do corpo são estimuladas para fins terapêuticos. Isto pode ser feito da forma habitual com agulhas, mas os profissionais também podem usar calor, pressão, impulso de energia magnética, queima por uma preparação da erva (Artemia vulgaris), estimulação eléctrica. A acupunctura pode produzir efeitos através de vários mecanismos diferentes (Mackenzei et al., 2011), uma vez que os pontos de acupunctura têm propriedades eléctricas que, quando estimuladas, podem alterar o nível de neurotransmissores químicos no corpo, assim como as endorfinas são libertadas devido à ativação do hipotálamo. Os efeitos da acupunctura também têm sido atribuídos a alterações nas correntes eléctricas naturais ou campos electromagnéticos no corpo (Ahn et al., 2008).

Diz-se que a acupunctura restaura o desequilíbrio da energia e das emoções devido a doença, excesso de trabalho, stress, dieta ou lesões. A medicina tradicional chinesa acredita que:

O equilíbrio da saúde física e das emoções depende de um fluxo suave de energia (Qi) ao longo dos meridianos em ambos os lados do corpo, desde os pés e as mãos até à cabeça. Se o fluxo de energia for demasiado lento ou demasiado rápido, obstruído ou bloqueado, isso irá criar dor, depressão e muitos outros sintomas crónicos ou agudos. A estimulação dos pontos de acupunctura no corpo pode libertar certas hormonas e substâncias químicas que podem reduzir a dor, regular o sistema endócrino e acalmar o sistema nervoso. A acupunctura regula a serotonina no cérebro, aliviando os espasmos musculares e aumentando o número de células T, o que estimula o sistema imunitário. Também estimula os nervos que transmitem impulsos para o sistema hipotálamo-hipófise na base do cérebro (Cho et al, 2010).

A acupunctura baseia-se no equilíbrio entre o Yin e o Yang. O tratamento tem por objetivo reconstituir o movimento normal entre estes dois opostos. Os meridianos são considerados como canais de energia. A maioria dos tratamentos de problemas obstétricos e ginecológicos envolve a utilização de pontos em diferentes meridianos: baço-pâncreas localizado no interior do osso do tornozelo. Acredita-se que inicia, controla ou acelera as funções fisiológicas e, por conseguinte, corrige o mau funcionamento dos órgãos, cura doenças ou alivia sintomas desconfortáveis através da inserção de agulhas finas na pele numa combinação de pontos específicos ao longo dos meridianos (canais de energia, chamados "Qi", pronunciados "chee") do corpo, seguida de rotação, aquecimento ou estimulação eléctrica (electroacupunctura) das agulhas (Urruela e Almazer, 2012).

Na sua forma original, a acupunctura baseava-se nos princípios da Medicina Tradicional Chinesa. De acordo com estes, o funcionamento do corpo humano é controlado por uma força vital ou energia chamada "Qi" (pronuncia-se "chee"), que circula entre os órgãos ao longo de canais chamados meridianos. Existem 12 meridianos principais, que correspondem a 12 funções ou "órgãos" principais do corpo. Embora tenham os mesmos nomes (como fígado, rim, coração, etc.), os conceitos chineses e ocidentais dos órgãos têm uma correlação muito ténue. A energia Qi deve fluir com a força e a qualidade corretas através de cada um destes meridianos e órgãos para que a saúde seja mantida. Os pontos de acupunctura estão localizados ao longo dos meridianos e constituem um meio de alterar o fluxo de Qi. Embora os pormenores da prática possam diferir entre escolas individuais, toda a teoria tradicional da acupunctura se baseia no conceito de yin e yang. A doença é vista em termos de excessos ou deficiências em vários factores patogénicos exógenos e endógenos, e o tratamento destina-se a restaurar o equilíbrio. Os diagnósticos tradicionais são esotéricos, como "deficiência de rim-yang, água a transbordar" ou "calor húmido na bexiga" (Mackenzei et al., 2011).

Os pontos de acupunctura são vistos como correspondendo a caraterísticas fisiológicas e anatómicas, tais como as junções nervosas periféricas, e o diagnóstico é feito em termos puramente convencionais. Um conceito importante utilizado por estes acupuncturistas é o de "ponto de gatilho". Trata-se de uma área de sensibilidade aumentada num músculo que se diz causar um padrão caraterístico de dor referida num segmento relacionado do corpo. Um exemplo pode ser as zonas sensíveis nos músculos do pescoço e do ombro que estão relacionadas com vários padrões de dores de cabeça. É frequente dar-se a entender que existe uma distinção clara e firme entre a acupunctura tradicional e a ocidental, mas as duas abordagens sobrepõem-se consideravelmente. Além disso, a acupunctura tradicional não é uma terapia única e historicamente estável. Existem muitas escolas diferentes, por exemplo, os praticantes japoneses diferem dos seus homólogos chineses por utilizarem principalmente a inserção superficial de agulhas (Cheng, 2011).

A Academia Americana de Acupunctura Médica afirma que a acupunctura é útil como terapia primária para problemas de dor músculo-esquelética aguda e crónica, incluindo espasmos musculares, entorses, distúrbios de esforço repetitivo (por exemplo, síndrome do túnel cárpico), condições de dor miofascial (por exemplo, dores de cabeça de tensão muscular, dores nos tecidos moles do pescoço, dores regionais nos ombros), nevralgia, dor periférica naturopática e dores de cabeça. A Organização Mundial de Saúde recomenda a acupunctura para doenças como o cotovelo de tenista, ciática, lombalgia, dores de cabeça, enxaquecas, nevralgia do trigémeo, neuropatia periférica e outras (Witt et al., 2009).

A acupunctura é utilizada para vários tipos de dores. As dores nas costas são as mais frequentemente referidas, seguidas das dores nas articulações, dores no pescoço e dores de cabeça. A acupunctura está a ser estudada quanto à sua eficácia no alívio de muitos tipos de dor. Há resultados promissores em algumas condições, como a dor lombar crónica e a osteoartrite do joelho (Baldry, 2005).

A acupunctura é, no entanto, altamente recomendada nos textos tradicionais para induzir e aumentar o trabalho de parto, para anestesia, hipogalactia, endometrite e mastite. Ajuda as pacientes grávidas a diminuir a ansiedade e os medos do parto, a relaxar os músculos, incluindo os músculos do útero, o que melhora a circulação utero-placentária, normaliza o estado energético do corpo e proporciona uma relação harmoniosa entre a mãe e o seu bebé (Curtis e Coeytaux, 2006).

A agulha não deve estimular ou deixá-los no local durante muito tempo. As sessões não devem exceder 25-30 minutos, porque não é fácil para uma mulher grávida permanecer deitada durante muito tempo, especialmente de costas, durante o último mês de gravidez. A paciente deve ficar numa posição reclinada, o mais confortável possível. Em geral, a acupunctura para grávidas deve ser realizada com cuidado, sem causar dor ou sensação desagradável; as sessões devem ser curtas e não devem ser utilizadas mais de 6 agulhas de cada vez durante uma sessão. Para além da acupunctura, a acupressão e a electro-acupunctura podem ser praticadas durante a gravidez (Ernst e White, 2000).

Neurofisiologia da analgesia por acupunctura

A teoria da analgesia por acupunctura utilizando a acupunctura eléctrica (AE) começa com a ativação pela agulha das fibras aferentes A8 e C no músculo, que enviam sinais para a medula espinal, onde são libertadas dinorfina e encefalinas. As vias aferentes continuam até ao mesencéfalo, accionando mediadores excitatórios e inibitórios na medula espinal. A libertação subsequente dos neurotransmissores serotonina e norepinefrina na medula espinal leva a que a transmissão da dor seja inibida pré e pós-sinapticamente no trato espinotalâmico. Por fim, estes sinais chegam ao hipotálamo e à hipófise, desencadeando a libertação de hormonas adrenocorticotrópicas e de endorfina. Estes efeitos dependem da taxa de estimulação: a estimulação de baixa frequência a 4 Hz liberta encefalina e β-endorfina, e a estimulação de alta frequência a 100 Hz liberta serotonina e norepinefrina (Han, 2004). As explicações para o aparente efeito analgésico da acupunctura são sugeridas como a teoria do controlo da porta, que depende da estimulação das grandes fibras mielinizadas que impedem as fibras mais pequenas de chegar ao centro da dor no hipotálamo, e a libertação de opiáceos endógenos que aumentam os níveis de serotonina e endorfinas (Berman et al., 2010).

Os tratamentos de acupunctura afectam vários neurotransmissores do corpo, provocando alterações nos níveis séricos destes neurotransmissores no sangue. A capacidade da acupunctura para regular os níveis de serotonina foi amplamente estudada na China, no Japão e no Canadá. A acupunctura pode provocar alterações nos níveis de serotonina no cérebro e na medula espinal (Lin e Chen, 2008). A estimulação eléctrica das agulhas de acupunctura libertou diferentes níveis de compostos de endorfina no SNC. As endorfinas são analgésicos naturais do organismo. Descobriu-se recentemente que as células de certas regiões do cérebro se ligam especificamente aos opiáceos e que a potência analgésica (capacidade de aliviar a dor) de um medicamento está diretamente relacionada com a sua afinidade de ligação a estes receptores. Isto levou a uma pesquisa de péptidos opióides endógenos naturais (substâncias que eliminam a dor que o corpo produz naturalmente) como as encefalinas, a endorfina 0, a dinorfina e a endomorfina. A EA, utilizando diferentes frequências, pode acelerar a libertação de opióides endógenos no SNC (Berman et al., 2010).

Os efeitos da acupunctura, particularmente na dor, são pelo menos parcialmente explicáveis num modelo fisiológico convencional. Sabe-se que a acupunctura estimula as fibras A8 que entram no corno dorsal da medula espinal. Estas medeiam a inibição segmentar dos impulsos de dor transportados pelas fibras C mais lentas e não mielinizadas e, através de ligações no mesencéfalo, aumentam a inibição descendente dos impulsos de dor das fibras C noutros níveis da medula espinal. Isto explica por que razão as agulhas de acupunctura numa parte do corpo podem afetar a sensação de dor noutra região. Sabe-se também que a acupunctura estimula a libertação de opiáceos endógenos e de outros neurotransmissores, como a serotonina. É provável que este seja outro mecanismo para os efeitos da acupunctura, por exemplo, na dor aguda (Mackenzei et al., 2011).

Acupunctura e dores de parto

A acupunctura pode ser utilizada para tratar a emese, a ameaça de aborto, o edema, a hipertensão, a anemia, o medo do parto, a disfunção dos órgãos internos e dos sistemas funcionais da mulher grávida, o baixo peso do feto e a posição anormal do feto no útero. No parto, a acupunctura ajuda com êxito a induzir o trabalho de parto em caso de gravidez prolongada e de nado-morto e a regular as contracções do útero. Pode também ajudar a extrair a placenta retida. Após o parto, a acupunctura pode ser aplicada para prevenir e tratar a endometrite, a mastite e a hipogalactia e para restaurar a força (Ernst et al., 2011).

A utilização da acupunctura para fins anestésicos durante a cirurgia, incluindo a cesariana, também tem boas perspectivas (Hung et al., 2009). A acupunctura tornou-se uma parte aceite e validada da medicina ocidental e é cada vez mais utilizada por clínicos, parteiras e acupuncturistas para cuidados reprodutivos, indução do parto e analgesia. A acupunctura amadurece o colo do útero, inicia o trabalho de parto e encurta a primeira fase do trabalho de parto. Existem algumas provas que sugerem que certos pontos de acupunctura têm efeitos muito específicos no feto e no útero, que podem ser mediados através do eixo hipopituitário-talâmico ou por estimulação neurovascular local. As alterações hormonais maternas substanciais que ocorrem imediatamente antes e durante o trabalho de parto oferecem uma oportunidade única para clarificar os mecanismos de ação da acupunctura (Curtis e Coeytaux, 2006).

A investigação clínica demonstrou que, após a electro-acupunctura, a libertação de B-endorfina no sangue periférico melhorou e as dores de parto dos pacientes foram aliviadas. A libertação de B-endorfina representa um mecanismo natural para a modulação do stress. A B-endorfina pode antagonizar e coordenar a contração do útero causada pela oxitocina. O aumento da libertação de ß-endorfina no sangue periférico após a electro-acupunctura, que é superior ao parto vaginal natural, ativa um sistema de analgesia endógena e diminui o sinal aferente da dor do parto e aumenta a tolerância à dor do parto. Poder-se-ia então acreditar que o aumento da libertação de B-endorpnina no sangue periférico é um mecanismo da EA no alívio da dor de parto através da regulação do SNC e da contração do útero (Qu e Zhou, 2006). Para obter um bom efeito analgésico durante o trabalho de parto, pode ser necessário um período de indução relativamente longo. É difícil para uma mulher em trabalho de parto permanecer imóvel durante 15-30 minutos, e algumas pacientes sentiram desconforto devido às restrições de movimento (Nesheim et al., 2003).

Contra-indicações da acupunctura

As contra-indicações à acupunctura incluem distúrbios de coagulação e hemorragia (por exemplo, hemofilia e doença hepática avançada), condições psiquiátricas graves (por exemplo, psicose) e infecções cutâneas locais ou traumas na pele (por exemplo, queimaduras). Além disso, a acupunctura eléctrica deve ser evitada no local de dispositivos eléctricos implantados, tais como pacemakers. A acupunctura não está contra-indicada durante a gravidez. No entanto, alguns pontos específicos de acupunctura são conhecidos por serem especialmente sensíveis à inserção de agulhas; estes locais, bem como os pontos de acupunctura nas regiões abdominais, devem ser evitados em mulheres grávidas (Mofffet, 2006).

Efeitos secundários da acupunctura com agulhas

A acupunctura com agulhas pode conduzir a acontecimentos relativamente menores, como nódoas negras e tonturas. Os acontecimentos mais graves estão geralmente relacionados com práticas incorrectas, por exemplo, os casos de infeção por hepatite B estão normalmente relacionados com falta de higiene e com profissionais não registados (Ernst e White, 2000).

São descritos pneumotórax, endocardite, hepatite, lesões da coluna vertebral, bem como efeitos secundários menores, por exemplo, desmaios e reacções cutâneas. A maioria dos efeitos secundários relatados da acupunctura com agulhas deve-se à falta de formação médica básica ou à incapacidade de aplicar as técnicas estéreis corretas. Em particular, a formação de acupunturistas sem formação médica é motivo de preocupação. Assim, verificou-se que os efeitos secundários graves eram quase três vezes mais frequentes após o tratamento por acupunturistas sem formação médica do que após o tratamento por acupunturistas com formação médica. É sublinhada a necessidade de legalização urgente e de normas de formação. Apesar de alguns efeitos secundários graves, a segurança da acupunctura deve ser avaliada com base nos resultados obtidos por profissionais competentes que utilizam corretamente a acupunctura. A acupunctura deve ser considerada um procedimento terapêutico extremamente seguro, com complicações raras e facilmente evitáveis (Jindal et al., 2008).

CAPÍTULO 3

Sujeitos, materiais e métodos

1- Temas

Este estudo foi realizado numa amostra aleatória de cinquenta mulheres primigestas normais a termo durante a primeira fase do trabalho de parto com contração uterina regular, dolorosa e palpável, sem complicações obstétricas e/ou médicas. A sua idade variava entre 20-30 anos e o seu índice de massa corporal (IMC) $\geq 35 \leq 40$ kg/m^2 . Foram selecionadas na Unidade de Emergência de Obstetrícia do Hospital Kafr El-Sheikh após um exame obstétrico completo.

Critérios de inclusão:

Todas as mulheres participantes tinham um feto único normal, ≥37 semanas de gestação com início espontâneo do trabalho de parto, apresentação cefálica, uma dilatação cervical ≥ 3 cm ≤5 cm no início do procedimento de tratamento, trabalho de parto normal antecipado, frequência cardíaca fetal normal e tinham o mesmo padrão socioeconómico (esposas domésticas com nível médio e alto de educação).

Critérios de exclusão:

Foram excluídas as mulheres com os seguintes critérios: diabetes, anemia ou desidratação graves, pré-eclâmpsia, doenças cardíacas ou torácicas, pacemacker, hemorragia, febre superior a 38° c, rutura de membranas, apresentação fetal, desproporção cefalopélvica, inércia uterina, gravidez múltipla, atraso de crescimento fetal, placenta prévia e doenças cutâneas adjacentes ao local previsto para a acupunctura eléctrica.

Nenhuma das mulheres tinha assistido a aulas pré-natais nem tinha recebido instruções sobre o trabalho de parto e não tinha sido tratada com acupunctura eléctrica anteriormente, bem como não tinha recebido qualquer tipo de analgésicos antes da participação no estudo para reduzir a dor do trabalho de parto, nem tinha recebido ocitocina como reforço do trabalho de parto durante 1st fase do trabalho de parto.

As mulheres foram divididas aleatoriamente em dois grupos de igual número;

Grupo (A) (Grupo de controlo): 25 mulheres receberam acupunctura eléctrica com placebo.

Grupo (B) (Grupo de estudo): 25 mulheres receberam acupunctura eléctrica ativa.

Ambos os grupos (A&B) receberam as mesmas instruções e tratamento intranatal.

Todas as participantes receberam uma explicação completa do protocolo de tratamento e o formulário de consentimento informado foi assinado por cada mulher de ambos os grupos (A&B) antes de participarem no estudo (Anexo I). A duração deste estudo foi de vinte meses (de janeiro de 2011 a agosto de 2012).

II - Instrumentos

A- Instrumentos de avaliação:

a) Escala de intensidade da dor atual (PPi): (Hartrick et al., 2003)

É uma escala de classificação gráfica com valores numéricos colocados equidistantemente ao longo da linha. Os descritores e os números ajudam a mulher a colocar a sua estimativa na linha (0-4) em ambos os grupos (A&B), Fig. (2).

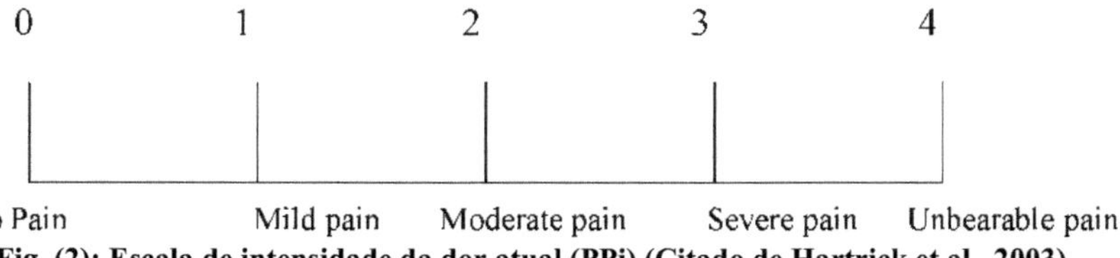

Fig. (2): Escala de intensidade da dor atual (PPi) (Citado de Hartrick et al., 2003).

2- Máquina de ultra-sons: Máquina ultra-sonográfica Sonage 1500 Toshiba, utilizada para estimar a idade gestacional, a apresentação do feto e excluir quaisquer anomalias fetais ou placentárias, bem como o atraso no crescimento do feto em ambos os grupos (A&B).

3- Pontuação APGAR: É utilizada para avaliar o estado do recém-nascido durante os 1st e 5th minutos críticos do nascimento em ambos os grupos (A&B).

Tabela (1): Pontuação APGAR (Citado de Finster e Wood, 2005).

Abbreviations	Signs	Degree of scales		
		0	1	2
A	Appearance (Skin color)	Cyanosis or pallor	Body Pink and limbs cyanosis	All pink
P	Pulsation (Heart rate)	None	< 100	> 100
G	Grimace reflex (Response to the catheter nostril)	None	Grimace	Cough or sneeze
A	Activity (Muscle tone)	Flaccid	Some flexion of limbs	Active movement
R	Respiratory effort	None	Slower irregular	Good cry

4- Kits de serotonina: Kits comerciais derivados da Disorin/ USA Company para analisar o nível de serotonina no sangue.

8- Instrumentos de tratamento:

Aparelho de acupunctura eléctrica (Hometech 9855): Tem uma frequência de 2-100 Hz e uma corrente eléctrica de 14-30 mA (intensidade tolerável) com uma forma de onda densa e dispersa. Além disso, foram ligados ao aparelho, através de fios, eléctrodos de superfície adesivos com dimensões de 2x2 cm e 1 cm de área central^2 utilizados para a estimulação do ponto de acupunctura nos grupos (A&B), Fig.(3).

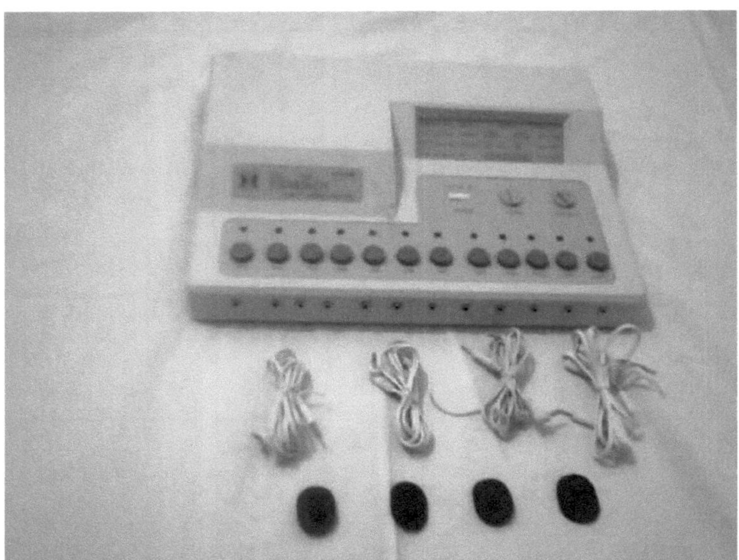

Fig.(3): Aparelho de acupunctura eléctrica com os seus eléctrodos adesivos.

2- Instrumentos: foram utilizados os seguintes instrumentos para os dois grupos;

* Rodapé: foi utilizado para a aplicação do tratamento.
* Algodão e álcool: utilizados para limpar as áreas tratadas antes da aplicação da acupunctura eléctrica em ambos os grupos (A&B).
* Seringas descartáveis: foram utilizadas para a drenagem de amostras de sangue venoso que foram utilizadas para estimar o nível de serotonina em ambos os grupos (A&B).

111- Procedimentos

(A) Procedimentos de avaliação:

Cada mulher de ambos os grupos (A&B) foi examinada pelo mesmo obstetra para confirmar o início da dilatação cervical, bem como para excluir casos que pudessem ter problemas obstétricos e/ou médicos que impedissem um parto vaginal normal.

1- Intensidade de precipitação das dores de parto:

A avaliação da intensidade da dor de parto foi efectuada utilizando a escala PPi, na qual a intensidade da dor foi classificada como sendo Sem dor = 0, Dor ligeira = 1, Dor moderada = 2, Dor intensa = 3 e Dor insuportável = 4. A avaliação foi realizada antes do início dos procedimentos de tratamento e registada periodicamente para cada mulher imediatamente após o final de 1st sessão de acupunctura eléctrica (quando a dilatação cervical se tornou > 3cm < 5cm) e repetida a 7-8 cm de dilatação cervical após o final da aplicação de 2nd sessão de acupunctura eléctrica e, finalmente, após o parto por uma hora como acompanhamento para ambos os grupos (A& B).

2- Colheita de sangue:

Foram colhidos três ml de sangue da veia anticubital antes do início do procedimento de tratamento, imediatamente após o fim de 1st e de 2nd sessões de acupunctura eléctrica em ambos os grupos (A&B). Foi utilizado um método de radioimunoensaio (RIA) para avaliar o nível de serotonina no sangue, através de kits comerciais da Disorin/ USA Company.

3- Pontuação APGAR utilizada para avaliar o efeito do tratamento no estado geral do recém-nascido 1st e 5th minutos após o parto em ambos os grupos (A&B). O terapeuta observou e registou o estado geral do recém-nascido, que foi classificado como sendo

*Aparência da cor da pele (A): em que Cianose =0, Corpo rosa e membros cianose=1 e Todo o corpo rosa=2.

**Pulsação ou frequência cardíaca (P):* em que Nenhum=0, <100=1 e >100=1.

Reflexo de careta (G): em que Nenhum=0, Careta=1 e Tosse ou Espirro=2.

* ***Atividade (A)***: em que Flácido=0, Alguma flexão dos membros =1 e Movimento ativo=2.

* ***Esforço respiratório (R):*** em que Nenhum=0, Irregular mais lento=1 e Bom grito=2.

4- Progressão do trabalho de parto: foi avaliada em ambos os grupos (A&B) através da medição da *duração da primeira fase do trabalho de parto*, definida como o intervalo de tempo entre > 3cm < 5cm de dilatação cervical e dilatação completa (fase ativa do trabalho de parto), *quantidade de analgesia* e *modo de parto.*

(B)Procedimentos de tratamento:

Gestão geral:

Todas as mulheres de ambos os grupos, quando admitidas em trabalho de parto, foram submetidas a uma anamnese e a um exame (temperatura, pulso, respiração e tensão arterial, a urina foi analisada para deteção de glicose, corpos cetónicos e proteínas). Exame abdominal por inspeção, palpação e auscultação para determinar a posição, apresentação e posição do feto e a estação da parte que se apresenta, bem como para determinar a presença de batimentos cardíacos fetais. O exame vaginal durante o trabalho de parto foi efectuado após a limpeza da vulva, utilizando uma técnica asséptica com luvas esterilizadas e uma solução anti-séptica. Foram observados os seguintes factores:

A consistência, o apagamento e a dilatação do colo do útero, o facto de as membranas estarem intactas ou rompidas, a natureza e a apresentação da parte que se apresenta e a sua relação com o nível das espinhas isquiáticas, a avaliação da pélvis óssea e, em particular, da saída pélvica.

Todas as mulheres de ambos os grupos (A&B) receberam as mesmas instruções que se seguem:

A mãe foi convidada a evacuar o reto por clister e aconselhada a evacuar a bexiga de duas em duas horas para evitar a atonia uterina, tendo depois sido aconselhada a deixar de comer alimentos sólidos. No entanto, era permitida a ingestão de água e de líquidos. Além disso, a pulsação, a tensão arterial e a temperatura maternas foram registadas de duas em duas horas e o som do coração do feto foi registado de 30 em 30 minutos para detetar o sofrimento fetal. O grau de dilatação cervical foi avaliado por exame vaginal a cada 1-2 horas pelo mesmo obstetra em todos os casos. Foi administrada solução salina de glucose por via intravenosa, se necessário (120 ml por hora).

A 5-6 cm de dilatação do colo do útero, o obstetra procede à rutura artificial das membranas para aumentar a força e a frequência das contracções uterinas, uma vez que o líquido amniótico é rico em hormonas prostaglandinas e o banho do colo do útero com este líquido aumenta também a força e a frequência das contracções uterinas, para verificar a cor do líquido. Se houver suspeita da presença de mecónio (o conteúdo do intestino do bebé).

Quando as mães não conseguem tolerar a dor, foi utilizada uma injeção intramuscular de nalbufina (nome comercial Nubain) (20 mg) em ambos os grupos (A e B).

Gestão intranatal:

Cada mulher de ambos os grupos (A&B) teve o mesmo tratamento intranatal que o seguinte:

I- Foi pedido à mãe que andasse entre as contracções uterinas, uma vez que o peso da cabeça ajuda na dilatação mecânica do colo do útero, Fig. (4).

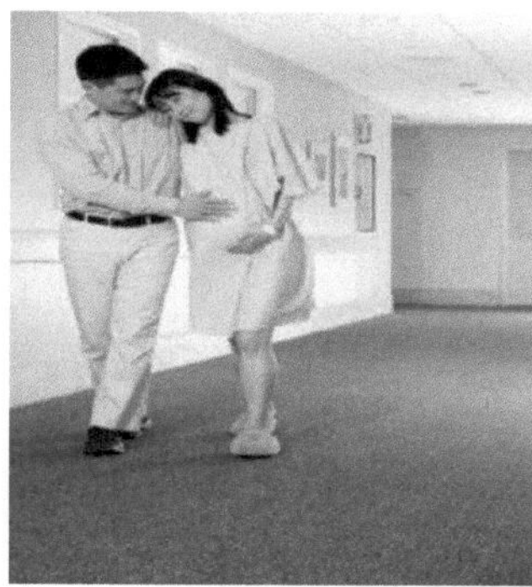

Fig. (4): Caminhar com o parceiro (Citado de Hanretty, 2003).

II- O relaxamento geral foi obtido através do posicionamento numa posição confortável, totalmente apoiada, escolhida por cada mulher de acordo com a sua satisfação:

*Sentar-se na cama com uma almofada atrás das costas ou sentar-se na cama inclinando-se para a frente sobre as almofadas, Fig. (5).

*Posição deitada de lado ou de costas Quando a mãe estava deitada na cama, foi aconselhada a deitar-se de lado para evitar a posição deitada em decúbito dorsal.

A mãe foi encorajada a mudar de posição para obter a posição mais confortável, como na Fig. (6)

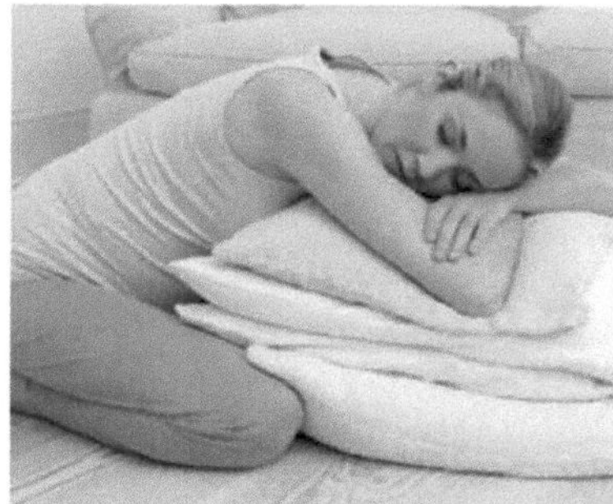

Fig. (5): Sentar-se com o corpo inclinado para a frente sobre almofadas, com ambos os joelhos afastados, (Citado de Hamlyn, 2005).

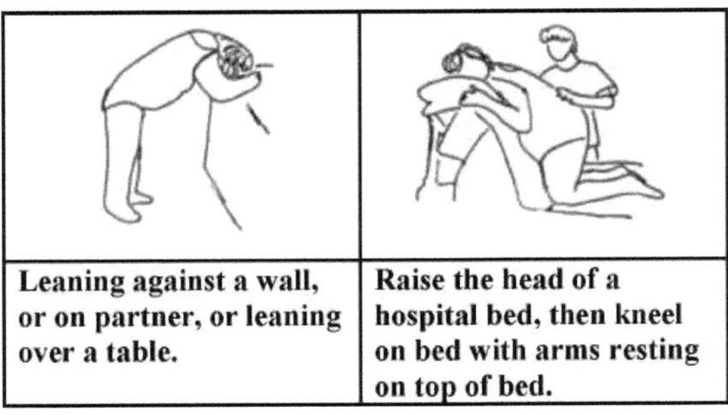

Fig. (6): A mãe em diferentes posições durante o trabalho de parto, (Citado de Hamlyn, 2005).

III- Foi pedido à mãe que respirasse profundamente através de exercícios de respiração diafragmática para relaxar, conservar a energia e permitir uma boa oxigenação dos tecidos.

Respiração diafragmática:

Pediu-se à mãe que escolhesse a posição preferida e que relaxasse completamente, e depois o terapeuta pediu-lhe que inspirasse profundamente pelo nariz, que fizesse o abdómen parecer um balão, empurrando as mãos que estavam colocadas sobre ele, e que expirasse o ar pela boca com um suspiro e lentamente, repetindo o exercício respiratório anterior 3-5 vezes e relaxando, Fig.(7). A mãe foi aconselhada a não se esforçar durante a primeira fase do trabalho de parto para conservar a sua energia.

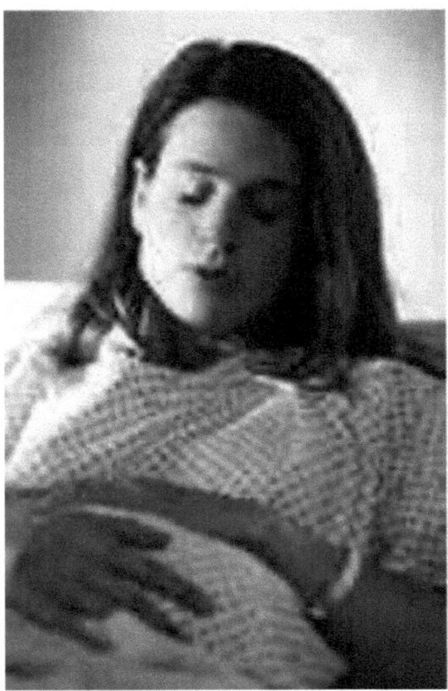

Fig. (7): Mãe durante a realização de exercício de respiração diafragmática (Citado de

Brayshaw,2004).

Exercício de respiração costal:

No entanto, quando as contracções uterinas se tornaram mais fortes e frequentes e a dilatação cervical aumentou, o terapeuta pediu à mãe que fizesse um exercício de respiração costal. A partir de uma posição confortável, o terapeuta pedia à mãe para respirar fundo pelo nariz, abrir as costelas e expirar o ar pela boca com um suspiro, repetindo o exercício de respiração anterior 3-5 vezes e relaxar.

Quando a mãe se queixou de dores nas costas, o terapeuta aplicou uma massagem firme nas costas, a partir da posição deitada de lado, para aliviar essas dores.

Acupunctura eléctrica

Para além das mesmas instruções gerais e intranatais, cada mãe de ambos os grupos (A&B) foi instruída de forma breve e clara sobre os valores da acupunctura eléctrica na diminuição da dor do parto, para ganhar a sua confiança e cooperação.

Aplicação da acupunctura eléctrica:

Cada mulher de ambos os grupos (A&B) recebeu duas sessões de acupunctura eléctrica, cada sessão teve a duração de 30 minutos. Quando a dilatação cervical > 3cm < 5cm, o terapeuta iniciou a aplicação da acupunctura eléctrica da seguinte forma:

A mãe deitou-se numa posição confortável, quer em posição semi-deitada quer em posição sentada, com uma pequena almofada atrás das costas e sob as curvas do corpo. Em seguida, os eléctrodos de superfície adesiva foram aplicados depois de a pele dos pontos de acupunctura em ambos os lados do corpo (bilateral) ter sido limpa com álcool em ambos os grupos (A&B) nos seguintes pontos

- SP 6* - Este ponto está localizado na parte da frente da perna, determinado pelo fisioterapeuta através da medição de 4 dedos acima da ponta do maléolo medial.
- Li 4* - Este ponto está localizado na banda entre o polegar e o indicador no ponto mais alto do músculo e é determinado pelo fisioterapeuta quando pede à mãe para aproximar o polegar e o indicador.
- St 36* - Este ponto está localizado na parte da frente da perna, que é determinado pelo fisioterapeuta medindo a largura de uma mão (quatro dedos) abaixo da superfície exterior da

rótula, na depressão entre o osso da canela e os músculos da perna, na depressão ou vale imediatamente a seguir ao osso da canela mais proeminente.

- BL 67* - Este ponto situa-se na face lateral do pé, imediatamente acima do quinto dígito.

No grupo (B), (Acupunctura eléctrica ativa), o estimulador foi ligado com uma frequência de 2 Hz durante 15 minutos, seguidos de 15 minutos com uma corrente de alta frequência (100 Hz). Após a aplicação, o estimulador foi desligado e os eléctrodos foram retirados dos eléctrodos, que foram deixados na sua posição, e foi pedido à mãe que relaxasse o mais possível. Quando a dilatação cervical atingiu 7 a 8 cm, o mesmo procedimento foi novamente repetido.

No grupo (A) (Acupunctura eléctrica com placebo), foram efectuados os mesmos procedimentos, mas o estimulador foi desligado.

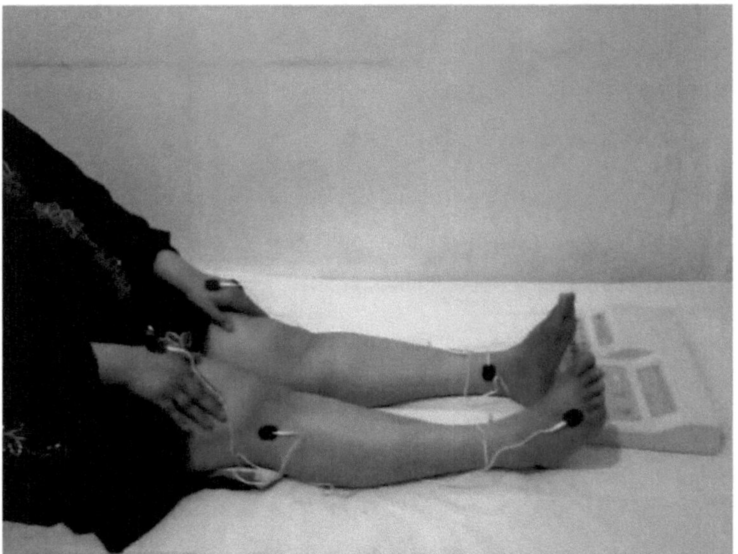

Fig. (8): Aplicação de acupunctura eléctrica durante 1st fase do trabalho de parto.

(C) Análise estatística:

Os dados deste estudo foram analisados estatisticamente utilizando os seguintes métodos:

*Estatísticas descritivas, incluindo a média, a percentagem e o desvio padrão.

*Quadrado de Chi_ para análise qualitativa.

*Teste t de Student e teste ANOVA para a comparação entre os resultados.

*Nível de significância, o valor P é o grau de significância, que é selecionado ao nível de 5%, $P > 0,05$ indica um resultado não significativo, enquanto $P < 0,05$ indica resultados significativos e $P < 0,0001$ indica resultados altamente significativos.

CAPÍTULO 4

Análise dos resultados

Este estudo foi realizado em cinquenta mulheres pimigrávidas normais, de termo, na fase 1st do trabalho de parto, com contracções uterinas regulares, dolorosas e palpáveis, sem complicações obstétricas e/ou médicas. Foram divididas aleatoriamente em dois grupos iguais em número (A&B). Ambos os grupos receberam as mesmas instruções gerais e intranatais. O grupo (A) (grupo de controlo) recebeu acupunctura eléctrica placebo, enquanto o grupo (B) (grupo de estudo) recebeu acupunctura eléctrica ativa.

Infelizmente, no grupo (A), 5 casos foram excluídos da análise estatística porque tiveram um parto por cesariana (3 casos tiveram inércia uterina mesmo com a utilização de ocitocina para aumentar a contração uterina e 2 casos tiveram sofrimento fetal), enquanto no grupo (B) 2 casos tiveram um parto por cesariana devido a sofrimento fetal. Além disso, todas as mulheres de ambos os grupos (A e B) que tiveram um parto vaginal efectuaram uma episiotomia mediolateral sem qualquer necessidade de assistência instrumental (fórceps e ventilação) para o parto.

Os resultados deste estudo clínico foram apresentados da seguinte forma:

1- Caraterísticas gerais das mulheres.
2- Nível de serotonina no sangue.
3- Intensidade da dor de parto avaliada pela escala Present Pain Intensity (PPi).
4- Progresso do trabalho:
   * Duração de 1st fase do trabalho de parto (fase ativa).
   * Quantidade de analgesia.
   * Modo de entrega.
5- Condição neonatal avaliada pela pontuação APGAR.

1- Caraterísticas gerais das mulheres

Tabela (2): representa as caraterísticas gerais de todas as mulheres de ambos os grupos (A&B) no início do estudo (Anexo, II).

Grupo (A):

20 mulheres foram incluídas neste grupo. As médias de idade, IMC, idade gestacional e dilatação cervical foram, respetivamente, 24,90±2,48 anos, 37,21±1,2 Kg/m^2 , 38,15±0,88 semanas e 3,93±0,44 cm.

Grupo (B):

23 mulheres foram incluídas neste grupo. As médias da idade, IMC, idade gestacional e dilatação cervical foram de (24,65±3,01) anos, (37,19±1,25) Kg/m^2 , (38,22±0,90) semanas e (3,89±0,42) Cm, respetivamente.

A diferença relativa à idade, IMC, idade gestacional e quantidade de dilatação cervical foi considerada estatisticamente não significativa (P<0,77, 0,95, 0,60 e 0,79), respetivamente, o que denota homogeneidade entre os dois grupos (A&B) no início do estudo.

Tabela (2): Caraterísticas gerais das mulheres em ambos os grupos (A&B).

Variables	Group (A)		Group (B)		t value	Level of significant
	Mean	±SD	Mean	±SD		
Age (Yrs)	24.90	±2.48	24.65	±3.01	**0.29**	**P<0.77**
BMI (Kg/m²)	37.21	±1.2	37.19	±1.25	**0.06**	**P<0.95**
Gestational age (Weeks)	38.15	±0.88	38.22	±0.90	**0.24**	**P<0.60**
Cervical dilatation (Cm)	3.93	±0.44	3.89	±0.42	**0.25**	**P<0.79**

2- Nível de serotonina no sangue

A Tabela (3) e a Fig. (9) representam o nível de serotonina no sangue de todas as mulheres de ambos os grupos (A&B), (Anexo III).

Grupo (A):

Os valores médios do nível de serotonina no sangue antes da aplicação do tratamento e após o final de 1st sessão, bem como de 2nd sessões de acupunctura eléctrica placebo foram (132,62±14,05, 170,34±21,95 e 176,24±31,33) ng/ml, respetivamente.

A comparação utilizando o teste post hoc entre antes do tratamento e após o fim de 1 sessão dest , bem como 2 sessões dend de acupunctura eléctrica com placebo, mostrou um aumento estatisticamente muito significativo (P<0,0001) no nível de serotonina no sangue, enquanto a comparação entre o fim de 1 sessão dest e 2 sessões dend de acupunctura eléctrica com placebo mostrou um aumento não significativo (P> 0,05).

Além disso, a utilização da ANOVA de medidas repetidas revelou uma diferença estatisticamente muito significativa (valor F=18,05 e P<0,001) entre antes do tratamento e após o final de 1st e 2nd sessões de acupunctura eléctrica placebo.

Grupo (B):

Os valores médios do nível de serotonina no sangue antes da aplicação do tratamento, após o final de 1st sessão e 2nd sessões de acupunctura ativa foram (128,64±18,18, 238,68±53,92 e 286,05±70,29) ng/ml, respetivamente.

A comparação utilizando o teste post hoc entre antes do tratamento e após o final de 1 sessão dest , bem como 2 sessões dend e entre após o final de 1 sessão dest & 2 sessões dend de acupunctura eléctrica ativa mostrou um aumento altamente significativo (P<0,0001) no nível de serotonina no sangue.

Além disso, a utilização da ANOVA de medidas repetidas revelou uma diferença estatisticamente muito significativa (valor F=57,73 e P<0,0001) entre antes do tratamento e após o final de 1st e 2nd sessões de acupunctura eléctrica ativa.

Tabela (3): Nível de serotonina no sangue antes do tratamento e após o final de 1st bem como 2nd sessões de acupunctura eléctrica em ambos os grupos (A&B).

	Statistics	Serotonin level in blood (ng/ml)		
		Before treatment	After end of 1st session	After 2nd session
Group (A)	Mean± SD	132.62 ±14.05	170.34 ±21.95	176.24 ±31.33
	Before treatment versus after 1st session	t- value =7.4 & P< (0.0001)		
	Before treatment versus after 2nd session	t- value =6.02 & P < (0.0001)		
	After 1st session versus after 2nd session	t- value=0.57 & P > (0.05)		
Group (B)	Mean ±SD	128.64 ±18. 18	238.68 ±53.92	286.05 ±70.29
	Before treatment versus after 1st session	t- value= 8.83 & P < (0.0001)		
	Before treatment versus after 2nd session	t- value=10.10 & P < (0.0001)		
	After 1st session versus after 2nd session	t- value=4.96 & P < (0.0001)		

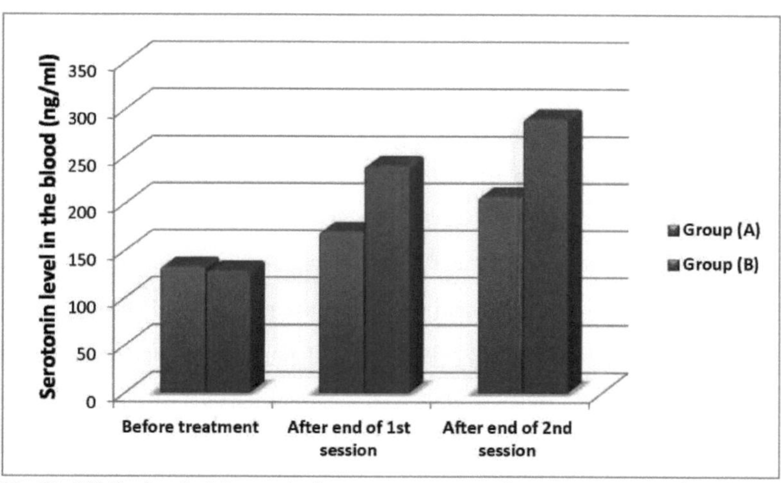

Fig (9): Média do nível de serotonina no sangue antes do tratamento e após o final de 1st bem como 2nd sessões de acupunctura eléctrica de ambos os grupos (A &B).

Comparação entre os dois grupos (A&B):

Foi efectuado o teste t independente para determinar a diferença no nível de serotonina no sangue entre os dois grupos (A&B), que mostrou uma diferença estatisticamente não significativa (valor t=0,35 e P<0,72) entre os dois grupos (A&B), o que significa homogeneidade de ambos os grupos à entrada do estudo antes do tratamento. Por outro lado, verificou-se uma diferença estatisticamente muito significativa {(valor t=4,15& P<0,0001) e (valor t=3,15 & P<0,003) respetivamente} entre os dois grupos (A&B) após o fim de 1 sessão dest e 2 sessões dend de acupunctura eléctrica, o que favoreceu o grupo (B) em relação ao grupo (A); Tabela (4).

Tabela (4): Teste t independente para o nível de serotonina no sangue antes do tratamento e após o final de 1st e 2nd sessão de acupunctura eléctrica entre os dois grupos (A & B).

Statistical variables	Serotonin level in blood (ng/ml)		
	Before treatment	After end of 1st session	After end of 2nd session
Mean difference	4.02	69.99	82.9
t-value	0.35	4.15	3.15
Level of significance	P< 0.72	P< 0.0001	P< 0.003

3-Intensidade da dor de parto avaliada pela escala de intensidade da dor atual (PPi)

A Tabela (5) e a Fig. (10) representam a intensidade da dor de parto avaliada pela escala Present

Pain Intensity (PPi) para todas as mulheres em ambos os grupos (A&B), (Apêndice, IV).

Grupo (A)

Antes do tratamento, as mães que tinham dor ligeira eram (14) mães com uma percentagem de 70% e dor moderada eram (6) mães com uma percentagem de 30%, enquanto que, após o fim da 1ª sessão de acupunctura eléctrica placebo, quando a dilatação cervical se tornou > 3cm *a* 5cm, as mães que tiveram dores ligeiras foram (6) com uma percentagem de 30%, dores moderadas foram (12) mães com uma percentagem de 60% e dores fortes foram (2) com uma percentagem de 10%, enquanto que, após o fim da aplicação de 2 sessões dend quando a dilatação cervical se tornou 78cm (as dores tornaram-se mais intensas), as mães que tiveram dores moderadas foram (2) mães com uma percentagem de 10%, dores fortes foram (8) mães com uma percentagem de 40% e dores insuportáveis foram (10) com uma percentagem de 50%. No seguimento após uma hora de trabalho de parto, as mães que tiveram dores ligeiras foram (8) mães com uma percentagem de 40% e as que tiveram dores moderadas foram (12) mães com uma percentagem de 60%.

Os valores médios da intensidade da dor de parto antes da aplicação do tratamento e após o fim de 1st , bem como de 2nd sessões e no seguimento foram (1,3±0,47, 1,8±0,61, 3,4±0,5 e 1,6±0,5), respetivamente.

A comparação, utilizando o teste post hoc, entre antes do tratamento e após o fim de 1 sessão dest , bem como de 2 sessões dend e entre após o fim de 1 sessão dest e 2 sessões dend mostrou um aumento estatisticamente elevado (P< 0,0001) na intensidade da dor de parto, a comparação entre antes do tratamento e o acompanhamento mostrou um aumento significativo (P< 0.05), a comparação entre após o final de 1 sessão dest e no acompanhamento mostrou uma diminuição não significativa (P< 0,2), enquanto a comparação entre após o final de 2 sessões dend e no acompanhamento mostrou uma diminuição estatisticamente muito significativa (P< 0,0001) na intensidade da dor do parto.

Além disso, a utilização da ANOVA de medidas repetidas revelou uma diferença estatisticamente significativa (valor F= 87,56 &P< 0,0001) entre antes do tratamento e após o final de 1st , bem como de 2nd sessões e no seguimento da acupunctura eléctrica com placebo.

Grupo (B)

Antes do tratamento, as mães que tinham dor ligeira eram (17) mães com uma percentagem de 74% e as que tinham dor moderada eram (6) mães com uma percentagem de 26%. Enquanto que, após 1st sessão de acupunctura ativa quando a dilatação cervical se tornou > 3cm < 5cm as mães que tinham dor ligeira eram (20) com uma percentagem de 87%, dor moderada eram (3) mães com uma percentagem de 13%, depois da aplicação de 2nd sessão quando a dilatação cervical se tornou 7-8cm(a dor tornou-se mais intensa) o número e percentagem de mães que tinham dor ligeira (5) com uma percentagem de 22%, dor moderada(16) mães com uma percentagem de 69.5% e as dores fortes foram (2) mães com uma percentagem de 8,5%. No seguimento após uma hora de trabalho de parto, as mães que tiveram dor ligeira foram (19) mães com uma percentagem de 83% e dor moderada foram (4) mães com uma percentagem de 17%

Os valores médios da intensidade da dor de parto antes da aplicação do tratamento e após o fim de 1st , bem como de 2nd sessões e no seguimento foram (1,26 ±0,44, 1,13±0,43, 1,87±0,5 e 1,17±0,38), respetivamente.

A comparação usando o teste post hoc entre antes do tratamento e após o final de 1 sessãost , bem como no acompanhamento após o trabalho de parto, mostrou uma diminuição estatisticamente não significativa (P <0,18, P <0,4), respetivamente, na dor do trabalho de parto, a comparação entre antes do tratamento e após o final de 2 sessõesnd , bem como entre após o final de 1 sessãost e 2 sessõesnd mostrou um aumento altamente estatístico (P <0.0001), enquanto a comparação entre após o final de 1 sessãost e no acompanhamento mostrou aumento estatisticamente não significativo (P < 0,3) e a comparação entre após o final de 2 sessõesnd e no acompanhamento mostrou diminuição estatisticamente altamente significativa (P < 0,0001).

Além disso, a utilização da ANOVA de medidas repetidas revelou uma diferença estatisticamente significativa (valor F= 20,9 e P<0,0001) entre antes do tratamento e após o final de 1st , bem como de 2nd sessões e no seguimento da acupunctura eléctrica ativa.

Tabela (5): Nível de intensidade da dor de parto antes do tratamento e após o fim de 1st bem como 2nd sessão de acupunctura eléctrica e no seguimento após o parto para ambos os grupos (A&B).

PPi scores	Group (A)								Group(B)							
	Before treatment		After end of 1st session		After end of 2nd session		Follow up after labor		Before treatment		After end of 1st session		After end of 2nd session		Follow up after labor	
	No	%	No	%	No	%	No	%	No	%	No	%	No	%	No	%
No pain	0	0	0	0	0	0	0	0	0	0	0	0	0	0	0	0
Mild pain	14	70	6	30	0	0	8	40	17	74	20	87	5	22	19	83

Moderate pain	6	30	12	60	2	10	12	60	6	26	3	13	16	69.5	4	17
Severe pain	0	0	2	10	8	40	0	0	0	0	0	0	2	8.5	0	0
Unbearable pain	0	0	0	0	10	50	0	0	0	0	0	0	0	0	0	0
Total	20	100	20	100	20	100	20	100	23	100	23	100	23	100	23	100
Mean ± SD	1.3 ±0.47		1.8 ± 0.61		3.4 ± 0.5		1.6 ± 0.5		1.26 ±0.44		1.13 ±0.43		1.87 ± 0.5		1.17 ± 0.38	
Before treatment versus after 1st session	t- value =4.4 & P< (0.0001)								t- value =1.36 & P< (0.18)							
Before treatment versus 2nd session	t -value =15.62 & P < (0.0001)								t- value =5.4 & P < (0.0001)							
Before treatment versus at follow up	t- value= 2.3 & P < (0.05)								t- value= 0.8 & P < (0.4)							
After end of 1st session versus after 2nd session	t- value= 8.7 & P < (0. 0001)								t- value= 8.89 & P < (0.0001)							
After end of 1st session versus at follow up	t- value= 1.28 & P < (0.21)								t- value= 1 & P < (0.3)							
After end of 2nd session versus at follow up	t- value=13.07 & P < (0.0001)								t- value= 6.5 & P < (0.0001)							

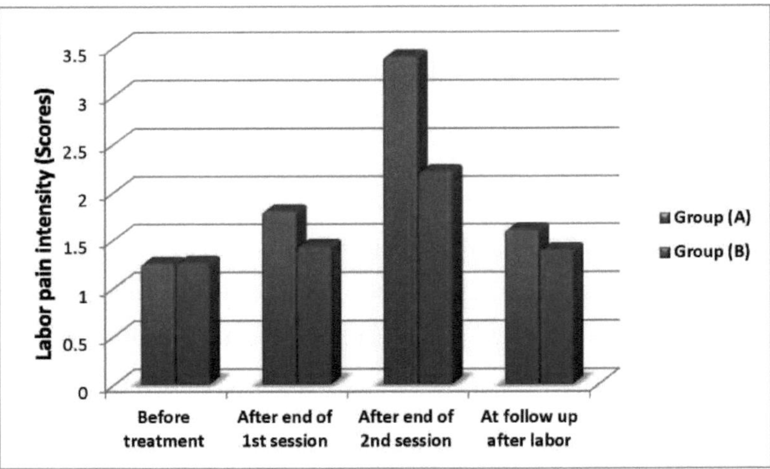

Fig. (10): Média da intensidade da dor de parto antes do tratamento e após o final de 1st bem como 2nd sessão de acupunctura eléctrica e no seguimento após o parto de ambos os grupos (A&B).

Comparação entre os dois grupos (A&B):

Foi efectuado o teste t independente para determinar a diferença no nível de intensidade da dor de parto entre ambos os grupos (A&B), que mostrou uma diferença estatisticamente não significativa (valor t=0,08 & P<0,93) entre ambos os grupos (A&B) antes do tratamento, o que denota homogeneidade de ambos os grupos à entrada do estudo, enquanto houve uma diferença estatisticamente muito significativa {(valor t=2.98 & P< 0.005), (t-value=6.45 & P< 0.0001) e (t-value 3.36 & P< 0.003) respetivamente} entre ambos os grupos (A&B) no nível de intensidade da dor de parto após o fim de 1 sessão de[st] bem como 2 sessões de[nd] e no acompanhamento após o parto que favorece o grupo (B) do que o grupo (A), Tabela (6).

Tabela (6): Teste t independente para a intensidade da dor de parto antes do tratamento e após o fim de 1st bem como 2nd sessão de acupunctura eléctrica e no seguimento após o parto entre os dois grupos (A&B).

Statistical variables	Labor pain intensity level scores			
	Before treatment	After end of 1st session	After end of 2nd session	At follow up after labor
Mean difference	0.01	0.49	1.18	0.2
t-value	0.08	2.98	6.45	3.36
Level of significance	P<0.93	P<0.005	P<0.0001	P<0.003

4- Progresso do trabalho

*Duração da 1st fase do trabalho de parto (fase ativa):

O valor médio da duração do 1st estágio do trabalho de parto para o grupo (A) foi de (6± 0,72 horas) e para o grupo (B) foi de (5,34± 0,99 horas). A comparação entre os grupos (A e B) mostrou uma diferença estatisticamente significativa (P<0,019) na duração da fase ativa do 1st estágio do trabalho de parto, que favoreceu o grupo (B) por uma duração mais curta do que o grupo (A), Tabela (7), Fig.(11), (Apêndice, V).

Tabela (7): Duração do 1st estágio do trabalho de parto para os grupos (A& B).

Statistical variables	Duration of the 1st stage of labor (hours)	
	Group (A)	Group (B)
Mean	6	5.34
±SD	±0.72	±0.99
t-value	2.42	
Level of significance	P< 0.019	

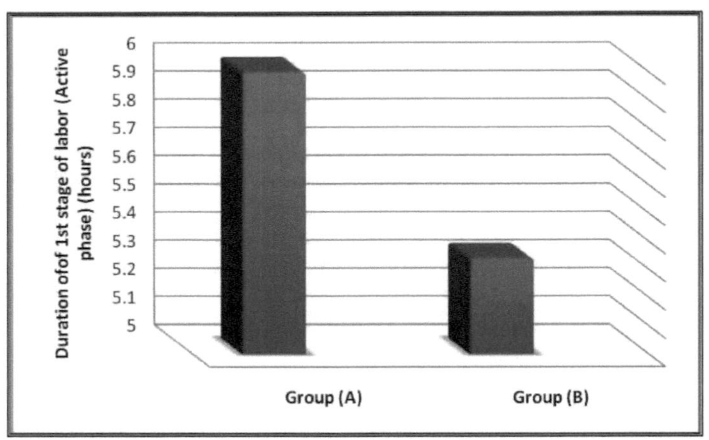

Fig.(11): Duração média da 1st fase do trabalho de parto (fase ativa) para ambos os grupos (A&B).

*Quantidade de analgesia

O número de mães no grupo (A) que tomaram analgesia foi de (18) mães com uma percentagem de 90%, e o número de mães que não tomaram qualquer analgesia foi de (2) mães com uma percentagem de 10%, enquanto no grupo (B) o número de mães que tomaram analgesia foi de (2) mães com uma percentagem de 8,7% e o número de mães que não tomaram analgesia foi de (21) com uma percentagem de 91,3%. A comparação entre os dois grupos (A&B) mostrou uma diferença estatisticamente significativa (P<0,0001) na quantidade de analgesia utilizada, o que favorece o grupo (B) que toma uma quantidade menor de analgesia do que o grupo (A), Tabela (8) e Fig.(12).

Tabela (8): Quantidade de analgesia em ambos os grupos (A&B).

Analgesia	Group (A)		Group (B)	
	No.	%	No.	%
No intake	2	10	21	91.3%
Intake	18	90%	2	8.7 %
Total Chi- square	20			
Level of significance	P < 0.0001			

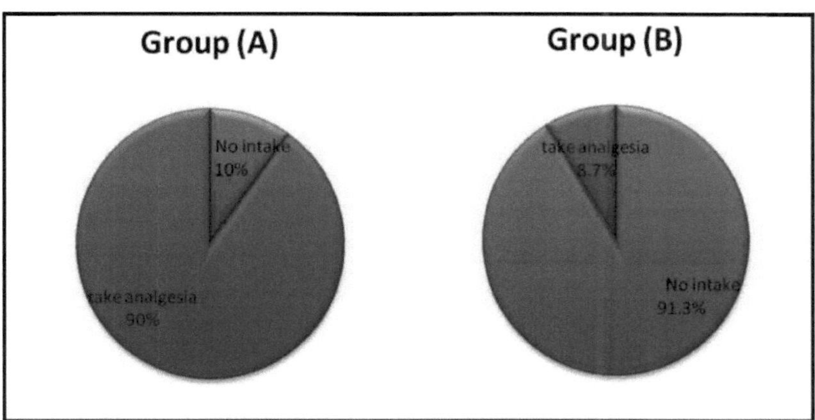

Fig. (12): Percentagem de analgesia em ambos os grupos (A&B).

* Modo de entrega

No grupo (A) o número de mães que tiveram parto normal foi de (20) mães com uma percentagem de 80% e as que fizeram cesariana foram (5) mães com uma percentagem de 25%, enquanto no grupo (B) o número de mães que tiveram parto normal foi de (23) mães com uma percentagem de 92% e as que fizeram cesariana foram (2) mães com uma percentagem de 8%.

A comparação entre os dois grupos (A e B) mostrou uma diferença estatisticamente não significativa (P<0,41) no modo de parto entre os dois grupos (A e B), Tabela (9) e Fig.(13).

Tabela (9): Modo de parto em ambos os grupos (A&B).

Mode of delivery	Group(A)		Group(B)	
	No.	%	No.	%
Cesarean section	5	20%	2	8%
Normal delivery	20	80%	23	92%
Total Chi- square	1.49			
Level of significance	P < 0.41			

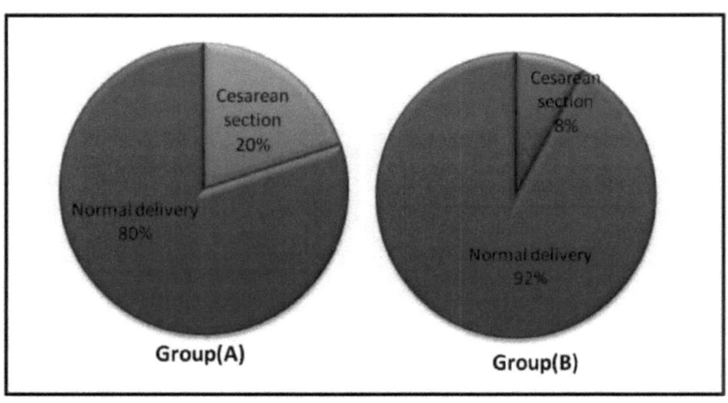

Fig. (13): Modo de parto em ambos os grupos (A&B).

5-Condição neonatal avaliada pela pontuação APGAR

*Pontuação APGAR em 1st minuto:

No grupo (A), o número de recém-nascidos que reportaram o resultado (6) foi de 5 recém-nascidos com uma percentagem de 25% e o resultado (7) foi de 15 recém-nascidos com uma percentagem de 75%. No grupo (B), o número de recém-nascidos que reportaram o resultado (7) foi de 16 recém-nascidos com uma percentagem de 70% e o resultado (8) foi de 7 recém-nascidos com uma percentagem de 30%.

A comparação entre os dois grupos (A&B) mostrou uma diferença estatisticamente significativa (P<0,004) na pontuação de APGAR que favoreceu o grupo (B) no aumento da pontuação de APGAR a 1st minuto do que o grupo (A), Tabela (10), Fig.(14) e (Apêndices VI &VII).

Tabela (10): Pontuação de APGAR ao 1st minuto em ambos os grupos (A&B).

APGAR Score	Group (A)		Group (B)	
	Number	Percentage	Number	Percentage
Score (6)	5	25%	0	0%
Score (7)	15	75%	16	70%
Score (8)	0	0%	6	30%
Total Chi-square	11.02			
Level of significance	P< 0.004			

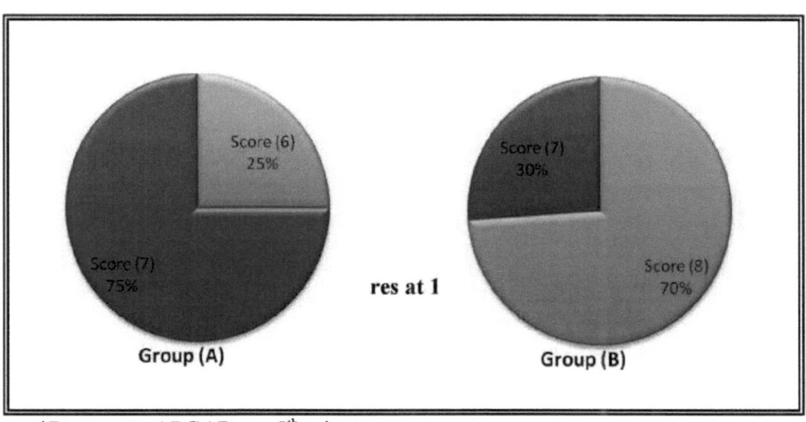

*Pontuação APGAR em 5th minuto:

No grupo (A), o número de recém-nascidos que reportaram o resultado (7) foi de 5 recém-nascidos, com uma percentagem de 25%, o resultado (8) foi de 12 recém-nascidos, com uma percentagem de 60%, e o resultado (9) foi de 3 recém-nascidos, com uma percentagem de 15%. No grupo (B), o número de neonatos que relataram o escore (8) foi de 9 neonatos, com um percentual de 39,13%, e o escore (9) foi de 14 neonatos, com um percentual de 60,87%.

A comparação entre os dois grupos (A&B) mostrou uma diferença estatisticamente significativa (P<0,002) na pontuação de APGAR que favoreceu o grupo (B) no aumento da pontuação de APGAR aos 5st minutos do que o grupo (A), Tabela (11) e Fig.(15) (Apêndices VI&VII).

Tabela (11): Percentagem da pontuação de APGAR aos 5st minutos em ambos os grupos (A&B).

APGAR Score	Group (A)		Group (B)	
	Number	Percentage	Number	Percentage
Score (7)	5	25%	0	0%
Score (8)	12	60%	9	39.13%
Score (9)	3	15%	14	60.87%
Total Chi-square	14.04			
Level of significance	P< 0.002			

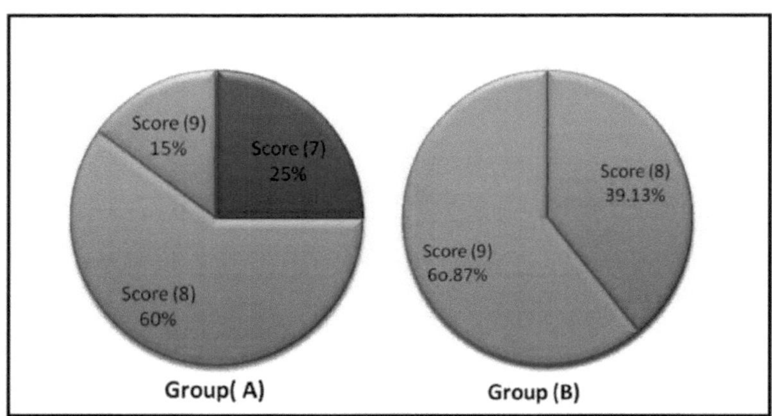

Fig.(15): Pontuação de APGAR aos 5th minutos em ambos os grupos (A&B).

CAPÍTULO 5

Discussão

O alívio da dor é uma questão importante para as mulheres em trabalho de parto. O método utilizado para reduzir o desconforto materno deve ser eficaz e seguro para a mãe e o bebé. Foram relatados vários métodos complementares ou alternativos para reduzir a dor durante o trabalho de parto e o parto (Cho et al., 2010).

O parto está frequentemente associado a dores fortes e muitas mulheres necessitam de algum tipo de tratamento analgésico. O tratamento analgésico convencional pode ter efeitos adversos tanto para a mãe como para o recém-nascido. Muitas mulheres pedem alternativas aos métodos farmacológicos e invasivos habitualmente utilizados no parto e, durante a última década, a utilização da acupunctura para o alívio da dor aumentou (Borup et al., 2010).

O óxido nitroso e o oxigénio inalados (Entonox) aliviaram a dor, mas algumas mulheres sentiram-se sonolentas, com náuseas ou enjoadas. Os medicamentos não opiáceos (por exemplo, sedativos) aliviaram a dor e alguns proporcionaram maior satisfação com o alívio da dor do que o placebo ou nenhum tratamento, mas a satisfação com o alívio da dor foi menor do que com os opiáceos. As epidurais aliviam a dor, mas aumentam o número de partos que necessitam de fórceps ou ventosa e o risco de tensão arterial baixa, bloqueios motores (impedindo o movimento das pernas), febre e retenção de urina. A combinação de raquianestesia e epidural proporcionou um alívio mais rápido da dor, mas mais mulheres tiveram comichão do que com a epidural isolada, embora a retenção urinária fosse menos provável de ser um problema.

Os bloqueios nervosos com anestésicos locais proporcionaram satisfação, mas causaram efeitos secundários de tonturas, suores, formigueiro e mais bebés tiveram uma frequência cardíaca baixa (Jones et al., 2012).

A acupunctura e as técnicas conexas são cada vez mais praticadas em obstetrícia e ginecologia para dores de parto, analgesia intra-operatória, dismenorreia, dor pélvica na gravidez e dor durante a recuperação de oócitos. A acupunctura tem sido utilizada para aliviar a dor e facilitar o processo de parto (Cho et al., 2010).

Pequenas hemorragias ou hematomas, dor durante a inserção ou após a retirada da agulha e sintomas cutâneos. As lesões por punhalada de outros órgãos internos, nervos periféricos ou grandes vasos e as infecções bacterianas sistémicas como a sépsis ou a endocardite são muito raras, mas foram descritas consequências graves. A transmissão de infecções virais devido a agulhas de acupunctura insuficientemente esterilizadas perde cada vez mais importância (Peuker e Gronemever, 2001). Assim, este estudo foi realizado para avaliar o efeito da acupunctura eléctrica (usando eléctrodos de superfície em vez de agulhas) no controlo da dor do parto.

Para o efeito, foram selecionadas 50 mulheres primigestas normais, de termo, do Departamento de Obstetrícia do Hospital Kafr El- Shekh. A sua idade variava entre os 20 e os 30 anos. Todos os casos estavam na 1st fase do trabalho de parto, queixavam-se de dores de parto reais e esperavam um parto normal dentro de poucas horas. Foram divididas aleatoriamente em dois grupos iguais em número (A&B). O grupo (A) recebeu acupunctura eléctrica placebo, enquanto o grupo (B) recebeu acupunctura eléctrica ativa. Ambos os grupos receberam as mesmas instruções gerais e intranatais. Infelizmente, no grupo (A), 5 casos foram excluídos da análise estatística por terem dado à luz por cesariana (3 casos tiveram inércia uterina mesmo com a utilização de ocitocina para aumentar o trabalho de parto e 2 casos tiveram sofrimento fetal), enquanto no grupo (B) 2 casos deram à luz por cesariana devido a sofrimento fetal. Além disso, todas as mulheres de ambos os grupos (A e B) que tiveram um parto vaginal efectuaram uma episiotomia mediolateral sem qualquer necessidade de assistência instrumental (fórceps e ventilação) para o parto e foram submetidas ao parto pelo mesmo obstetra.

*Alterações do nível de serotonina no sangue

O resultado do estudo mostrou uma diferença estatisticamente muito significativa {(valor F=18,05 & P<0,001) e (valor F=57,73 & P<0,0001) respetivamente} em ambos os grupos (A&B) no nível de serotonina no sangue entre antes do tratamento e após o fim de 1st & 2nd sessão.

A comparação entre ambos os grupos (A&B) mostrou uma diferença estatisticamente não significativa (valor t=0,35 & P<0,72) entre ambos os grupos (A&B), o que significa homogeneidade de ambos os grupos à entrada do estudo antes do tratamento. Embora tenha havido uma diferença estatisticamente muito significativa {(valor t=4,15&P<0,0001) e (valor t=3,15 & P<0,003) respetivamente} entre ambos os grupos (A&B) no nível de serotonina no sangue após o fim de 1st sessão e 2nd sessões de acupunctura que favorecem o grupo (B) do que o grupo (A).

(2008), que concluíram que a acupunctura parece ser muito eficaz no tratamento de neuroses de ansiedade, ansiedade generalizada, ansiedade pré-operatória e perturbação de stress pós-traumático. (2007), que sugeriram que a acupunctura eléctrica liberta os níveis de endomorfina-1, beta endorfina, encefalina e serotonina no plasma e no tecido cerebral através da aplicação de acupunctura. Foi observado que os aumentos de endomorfina-1, beta endorfina, encefalina, serotonina e dopamina causam analgesia, sedação e recuperação das funções motoras.

Os resultados do presente estudo podem ser explicados pelas conclusões de Park et al., (2008) e Wong et al., (2006) que sugeriram que a acupunctura eléctrica pode aumentar a concentração de 5-hidroxitriptamina no sangue periférico e a

SNC, uma vez que a electro-acupunctura pode melhorar a concentração de triptofano no sangue, que é um precursor necessário para combinar a 5-hidroxitriptamina, pelo que a acupunctura é um método eficaz no tratamento da ansiedade generalizada, da ansiedade pré-operatória e da perturbação de stress pós-traumático, a electro-acupunctura pode reduzir a utilização de analgésicos narcóticos no período pós-operatório precoce.

Os mecanismos precisos que explicam os efeitos da acupunctura foram explicados em ensaios clínicos publicados: a acupunctura resulta na estimulação e libertação de substâncias neuroquímicas, como as β endorfinas, as encefalinas e a serotonina (Berman et al., 2010). Além disso, a acupunctura alterou a atividade de neurotransmissão opioidérgica e/ou monoaminérgica no tronco cerebral, tálamo, hipotálamo e/ou pituitária (Han, 2004 e Lin & Chen, 2008). Outra teoria importante sugere que os efeitos da acupunctura são mediados pela regulação do sistema nervoso autónomo. Especificamente para o local de estimulação, a acupunctura pode alterar a atividade do sistema nervoso simpático e parassimpático (Cabioglu et al., 2007).

Outra explicação de Wang et al., (2008) propôs que a estimulação por acupunctura ativa as fibras aferentes A-δ e C no músculo, fazendo com que os sinais sejam transmitidos à medula espinal, o que resulta numa libertação local de dinorfina e encefalinas. Estas vias aferentes propagam-se até ao mesencéfalo, desencadeando uma sequência de mediadores excitatórios e inibitórios na medula espinal. A libertação resultante de neurotransmissores, como a serotonina, a dopamina e a epinefrina, na medula espinal leva à inibição pré e pós-sináptica e à supressão da transmissão da dor.

O exercício físico é uma das estratégias mais eficazes para aumentar os níveis de serotonina. A atividade física e os exercícios de respiração profunda podem aumentar a taxa de disparo dos neurónios da serotonina no cérebro, o que pode estimular a produção desta substância química que eleva o humor. O exercício aeróbico, como caminhar, nadar ou correr, pode ter um efeito mais significativo nos níveis de serotonina (Young , 2007).

Relativamente às alterações da intensidade das dores de parto

Os resultados do estudo mostraram uma diferença estatisticamente significativa {(valor F= 87,56 & P< 0,0001) e (valor F= 20,9 & P< 0,0001) respetivamente} em ambos os grupos (A& B) na intensidade das dores de parto entre antes do tratamento e após o fim de 1 sessão dest , bem como 2 sessões dend e no seguimento.

A comparação entre ambos os grupos (A&B) mostrou uma diferença estatisticamente não significativa (valor t=0,08 & P<0,93) entre ambos os grupos (A&B), o que denota homogeneidade de ambos os grupos à entrada do estudo antes do tratamento, enquanto houve uma diferença significativa {(valor t=2.98 & P< 0.005), (t-value=6.45 & P< 0.0001) e (t-value 3.36 & P< 0.003) respetivamente} entre ambos os grupos (A&B) no nível de intensidade da dor de parto após o fim de 1 sessão dest e 2 sessões dend e no seguimento após o parto, o que favorece o grupo (B) em relação ao grupo (A).

Os resultados deste estudo estão de acordo com muitos autores que relataram que a acupunctura eléctrica é um método eficaz para reduzir a dor do parto (Smith et al., 2010, Citkovitz et al., 2009 e Lowe, 2002).

Também Borup et al., (2010) concluíram que a acupunctura reduz a experiência de dor no trabalho de parto e reduz a necessidade de analgesia epidural.

Os resultados estão de acordo com Sun et al., (2008) que afirmaram que a acupunctura pode ser útil para a gestão da dor aguda pós-operatória. Além disso, os resultados estão de acordo com Mackenzie et al., (2011) que explicaram que a acupunctura estimula as fibras A delta que entram no corno dorsal da medula espinal. Estas medeiam a inibição segmentar dos impulsos de dor transportados nas fibras C mais lentas e não mielinizadas e, através de ligações no mesencéfalo, aumentam a inibição descendente dos impulsos de dor das fibras C noutros níveis da medula espinal. Isto ajuda a explicar por que razão a acupunctura numa parte do corpo pode afetar a sensação de dor noutra região.

Os resultados do presente estudo também são apoiados pelos resultados relatados por Qu e Zhou, (2006) que explicaram que a libertação de β-endorfina no sangue periférico melhorou e a dor dos doentes foi aliviada. A libertação de β-endorfina representa um mecanismo natural para a modulação do stress. A β-endorfina pode antagonizar e coordenar a contração do útero provocada pela oxitocina. O aumento da libertação de 0-endorfina no sangue periférico após a acupunctura eléctrica, que é maior do que o parto vaginal natural, ativa um sistema de analgesia endógena e diminui o sinal aferente da dor do parto e aumenta a tolerância à dor do parto. Poder-se-ia então acreditar que o aumento da libertação de β-endorfina no sangue periférico é um mecanismo da acupunctura eléctrica para aliviar a dor do parto. É através da regulação do SNC e da contração do útero que a β-endorfina desempenha um papel significativo no alívio das dores de parto com a acupunctura eléctrica.

Relativamente à evolução do trabalho de parto: (Duração de 1st fase do trabalho de parto (fase ativa), quantidade de analgesia e modo de parto) e o estado do recém-nascido medido pelas pontuações de APGAR a 1st e 5th minutos após o parto. Os resultados do estudo mostraram que:

A comparação entre os grupos (A) e (B) mostrou uma diferença estatisticamente significativa na diminuição da duração da fase 1st do trabalho de parto, na redução da quantidade de analgesia necessária durante a fase 1st do trabalho de parto e no aumento das pontuações de APGAR em 1st e 5th minutos após o trabalho de parto, o que favorece o grupo (B) em relação ao grupo (A).

Este resultado está de acordo com Cui et al., (2011) que afirmaram que a acupunctura reduz a experiência de dor no trabalho de parto. O resultado secundário da acupunctura foi um tempo de parto mais curto na fase 1st do trabalho de parto, tal como referido por Lee et al., (2005) que afirmaram que a acupressão Sanyinjiao (SP6) era eficaz na redução do tempo de parto e Rable et al., (2001) que afirmaram que a acupunctura nos pontos Hegu (Li-4) e Sanyinjiao (SP-6) aumentava a maturação cervical e podia encurtar o tempo efetivo de parto.

Os resultados do presente estudo também estão de acordo com Hantoushzadehi et al., (2007) que concluíram que a acupunctura pode reduzir a experiência de dor, a duração da fase ativa, bem como aumentar a ação das mães satisfeitas, sem observar efeitos adversos. Smith et al. (2010) concordam com os resultados do presente estudo, pois afirmam que a acupunctura e a acupressão podem ter um papel na redução da dor, no aumento da satisfação com a gestão da dor e na redução do uso da gestão farmacológica, assim como Nesheim et al. (2003) e Cui et al. (2011), que concluíram que a acupunctura teve pontuações de dor modestamente mais baixas e menor uso de analgesia epidural e opióide sistémica. Além disso, Wong et al. (2006) afirmaram que a acupunctura eléctrica pode reduzir a utilização de analgésicos narcóticos no período pós-operatório precoce.

Os resultados do presente estudo estão em consonância com as conclusões de Broup et al. (2010), que concluíram que a acupunctura durante o trabalho de parto reduziu a necessidade de outros analgésicos e tem uma elevada satisfação da mãe e encurta a duração da fase ativa da fase 1st do trabalho de parto. Além disso, é segura tanto para a mãe como para o feto, uma vez que a pontuação média de APGAR aos 5 minutos e o valor do pH do cordão umbilical foram significativamente mais elevados nos bebés do grupo de acupunctura em comparação com os bebés dos outros grupos.

Os resultados obtidos no presente estudo estão de acordo com Skiland et al., (2002) que concluíram que a acupunctura reduziu o tempo de parto, o que pode ser explicado pela menor necessidade de analgesia epidural. A acupunctura pode ser útil para parturientes que desejem uma analgesia não farmacológica sem efeitos secundários.

Assim, o presente estudo revelou que a acupunctura eléctrica é um método eficaz para controlar a dor do parto sem efeitos secundários para a mãe e o recém-nascido.

CAPÍTULO 6

Resumo e conclusão

No presente estudo, participaram cinquenta mulheres primigestas de termo do Departamento de Obstetrícia do Hospital Kafr El Shekh. A sua idade variava entre os 20 e os 30 anos. Todos os casos estavam na 1.ª fase do trabalho de parto, queixavam-se de dores de parto verdadeiras e esperavam um parto normal em poucas horas. O objetivo deste estudo foi determinar o efeito da acupunctura eléctrica utilizando eléctrodos de superfície no controlo das dores de parto. Foram excluídas as mulheres com diabetes, anemia grave ou desidratação, pré-eclâmpsia, doenças cardíacas ou torácicas, hemorragia, febre superior a 38° c, rutura de membranas, apresentação pélvica, desproporção cefalopélvica, inércia uterina, gravidez múltipla, atraso no crescimento fetal e doenças de pele adjacentes ao local pretendido para a electroacupunctura.

Nenhuma das mulheres tinha assistido a aulas pré-natais nem a instruções sobre o trabalho de parto e não tinham sido tratadas anteriormente com acupunctura eléctrica, bem como não tinham recebido qualquer tipo de analgésicos antes da participação no estudo para reduzir a dor do parto.

As mulheres foram divididas aleatoriamente em dois grupos iguais em número: Grupo (A) (grupo de controlo); recebeu acupunctura eléctrica placebo enquanto o grupo (B) (grupo de estudo); recebeu acupunctura eléctrica ativa. Ambos os grupos receberam as mesmas instruções gerais e intranatais.

Infelizmente, no grupo (A), 5 casos foram excluídos da análise estatística por terem dado à luz por cesariana (3 casos tinham inércia uterina e 2 casos tinham sofrimento fetal), enquanto no grupo (B) 2 casos deram à luz por cesariana devido a sofrimento fetal. Além disso, todas as mulheres de ambos os grupos (A e B) que tiveram um parto vaginal efectuaram uma episiotomia mediolateral sem necessidade de assistência instrumental (fórceps e ventilação) para o parto e foram submetidas ao parto pelo mesmo obstetra.

A avaliação foi efectuada em ambos os grupos (A&B):

1- Nível de serotonina no sangue.

2- Intensidade da dor de parto avaliada pela escala Present Pain Intensity (PPi).
3- Progresso do trabalho de parto através da avaliação
   * Duração da fase ativa de 1st fase do trabalho de parto.

   * Quantidade de analgesia.

* Modo de entrega.

4- Estado geral dos recém-nascidos avaliado pela pontuação de APGAR.

O resultado deste estudo mostrou que:

1- Nível de sertonina no sangue

Os resultados do estudo mostraram uma diferença estatisticamente muito significativa {(valor F=18,05 & P<0,001) e (valor F=57,73 & P<0,0001), respetivamente} em ambos os grupos (A&B) entre antes do tratamento e após o fim de 1st & 2nd sessão.

A comparação entre os dois grupos (A&B) mostrou uma diferença estatisticamente não significativa (valor-t=0,35 & P<0,72) entre os dois grupos (A&B), o que significa homogeneidade de ambos os grupos à entrada do estudo antes do tratamento. Enquanto houve uma diferença estatisticamente muito significativa {(valor-t=4,15&P<0,0001) e (valor-t =3,15 & P<0,003) respetivamente} entre ambos os grupos (A&B) no aumento do nível de serotonina no sangue após o fim de 1st sessão e 2nd sessão de acupunctura que favorece o grupo (B) do que o grupo (A).

2- Nível de intensidade das dores de parto:

Os resultados do estudo mostraram uma diferença estatisticamente significativa {(valor F= 87,56 &P< 0,0001) e (valor F= 20,9& P< 0,0001) respetivamente} em ambos os grupos (A& B) entre antes do tratamento e após o fim de 1 sessão dest, bem como 2 sessões dend e no seguimento.

A comparação entre os dois grupos (A&B) mostrou uma diferença estatisticamente não significativa (valor-t=0,08 & P<0,93) entre os dois grupos (A&B), o que denota homogeneidade de ambos os grupos à entrada do estudo, enquanto houve uma diferença significativa {(valor-t=2.98 & P< 0.005), (t-value=6.45 & P< 0.0001) e (t-value 3.36 & P< 0.003) respetivamente} entre ambos os grupos (A&B) no nível de intensidade da dor de parto após o final de 1 sessão dest, bem como 2 sessões dend e no acompanhamento após o parto, o que favorece o grupo (B) do que o grupo (A)

3- Progresso do trabalho de parto através da avaliação

*Duração da fase ativa de 1st fase do trabalho de parto

A comparação entre os grupos (A) e (B) mostrou uma diferença estatisticamente significativa (P<0,019) na duração da fase ativa de 1st fase do trabalho de parto, o que favoreceu o grupo (B)

na diminuição da duração da fase ativa de 1st fase do trabalho de parto do que o grupo (A).

*Quantidade de analgesia durante 1st fase do trabalho de parto:

A comparação entre os dois grupos (A&B) mostrou uma diferença estatisticamente significativa (P<0,0001) na quantidade de analgesia utilizada, o que favoreceu o grupo (B) na diminuição da quantidade de analgesia utilizada durante a fase 1st do que o grupo (A).

*Modo de entrega:

A comparação entre os dois grupos (A&B) mostrou uma diferença estatisticamente não significativa (P<0,41) no modo de parto, em que a percentagem de cesarianas foi de 20% no grupo (A) e de 8% no grupo (B).

3- Pontuação APGAR:

Pontuação APGAR em 1st e 5th minuto:

A comparação entre os dois grupos (A&B) mostrou uma diferença estatisticamente significativa (P<0,004) e (P<0,002) na pontuação de APGAR em 1st e 5th minutos, o que favorece o grupo (B) no aumento da pontuação de APGAR do que o grupo (A).

Assim, concluiu-se que a acupunctura eléctrica utilizando eléctrodos de superfície pode ser utilizada como tratamento complementar na redução da dor do parto, encurtando a duração da 1st fase do trabalho de parto e diminuindo a necessidade de fármacos analgésicos. Além disso, pode ser considerado um método seguro para reduzir a dor do parto para a mãe e o recém-nascido.

CAPÍTULO 7

Recomendações

O resultado deste estudo indicou a necessidade de sugerir as seguintes recomendações:

1- Incentivar a utilização da acupunctura eléctrica como uma modalidade analgésica segura para aliviar a dor do parto.

2- São necessários estudos futuros para comparar a aplicação de acupunctura entre eléctrodos de superfície e de agulha na redução da dor do parto.

3- São necessários mais estudos com outros pontos para a aplicação da acupunctura eléctrica na redução da dor do parto.

4- São necessários estudos futuros para comparar a TENS e a acupunctura eléctrica no controlo da dor do parto.

5- São necessários estudos futuros para comparar a eficácia dos medicamentos analgésicos e da acupunctura eléctrica na redução da dor do parto.

6- São necessários estudos futuros para detetar o efeito da acupunctura eléctrica sobre os gases do sangue materno.

Referências

1. Ahn, A., Colbert, A., Anderson, B., Martinsen, B., Hammerschlag, R. e Cina, S., (2008): "Propriedades eléctricas dos pontos de acupunctura e dos meridianos: A systemic review", Bioelectromagnetics, 29(4): 245-256.
2. Alehagen, S., Wijma, B., Lundberg, U. e Wijma, K., (2005): "Fear, pain and stress hormones during childbirth", J of Psychosomatic Obstet & Gynecol., 26 (3): 153-165.
3. Bailey, J., Crane, P. e Nugent, C., (2008): "Childbirth education and birth plans", Obstet Gynecol Clin North Am, 35(3): 497-509.
4. Baldry, P., (2005): Acupuncture triggers points and musculoskeletal pain, 3rd Ed., Elsevier, London, PP. 115-119.
5. Benedetto, C., Zonca, M., Bonino, L., Belefari, S. e Gollo, E., (2008): Pain control during labor, 1st Ed., Springer Milan, London, PP. 25-28.
6. Berger, M., John, A. Gray, A e Roth, B., (2009): "A biologia expandida da serotonina", Revisão Anual de Medicina, 60: 355-366.

7. Berghella, V., Baxter, J. e Chauhan, S., (2008):" Evidence-based labor and delivery management", Am J Obstet Gynecol, 199(5):445-454.

8. Berman, B., Langevin, H., Witt, C., e Dubner, R., (2010): "Acupuncture for chronic low back pain", N. Engl J.Med, 363:454-461.

9. Borup, L., Wurlitzer, W., Hedegaard, M., Kesmodel, U. e Hvidman L., (2010): "Acupunctura como alívio da dor durante o parto: A randomized controlled trial", Birth. ; 36(1): 5-12.

10. Brayshaw, E., (2004): "Physical preparation before childbirth" (Preparação física antes do parto). In: Henderson, C. e Mcdonald, S. (eds.) Mayes' midwifery. 13th Ed., Bailliere Tindall, Londres, PP.383-397.

11. Bricker, L. e Lavender, T., (2002): "Parenteral opioids for labor pain relief: A systematic review", Am J Obstet Gynecol, 186 (5): 94-109.

12. Cabioglu, M., Ergene N. e Tan, U., (2007):" Smoking cessation after acupuncture treatment", Int J Neurosci ., 117(5): 571-78.

13. Chang, M., Chen, C. e Huang, K., (2006): "A comparison of massage effects on labor pain using the McGill Pain Questionnaire", J Nurs Res 14(3): 190-197.

14. Cheng, K., (2011): "Caraterísticas neuroanatómicas dos pontos de acupunctura: relação entre as suas localizações anatómicas e as indicações clínicas tradicionais", Acupuncture Med., 29(4): 289- 294.

15. Cho, S., Lee, H. e Ernst, E., (2010):" Acupunctura para alívio da dor no trabalho de parto: A systematic review and meta-analysis", BJOG. , 117(8): 907-920.

16. Chung, A. e Bui, L., (2003): "Adverse effects of acupuncture. Which are clinically significant?", Canadian Family Physician, 49: 985-989.

17. Citkovitz, C., Klimenko, E., Bolyai, M., Applewhite L., Julliard, K. e Weiner, Z., (2009): "Effects of acupuncture during labor and delivery in a U.S. hospital setting: A case-control pilot study", J Altern Complement Med., 15(5): 501-505.

18. Conell, J., Hong, D., Shafer, S. e Flood, P., (2008):" The development and validation of a dynamic model to account for the progress of labor in the assessment of pain", Anesthesia, 106(5): 1509-1515.

19. Cui, J., Yang, X., Jin, Z., Ma, S. e Dong, L., (2011):" Effect of acupoint Sanyinjiao (SP6) moxibustion on the first stage of labor and uterine contractive pain in primiparae.", Chin J Integr Med. 17(6): 464- 466.

20. Curtis, P. and Coeytaux, R., (2006): "Acupuncture for birth preparation and delivery", J

Evid Based Complement Altern Med., 11(3): 176-192.

21. Dowswell,T., Bedwell, C., Lavender,T., e Neilson· J., (2009):" Transcutaneous electrical nerve stimulation (TENS) for pain relief in labor", Cochrane Database Syst Rev., 27(5): 141-148.

22. El Badrey, S. (1994):" Transcutaneous electrical nerve stimulation and intranatal instruction as a method of analgesia in child birth", Tese de Doutoramento não publicada, Faculdade de Fisioterapia, Universidade do Cairo, Egito, PP: 215.

23. El-Sheikh, N., e Boswell, M., (2004):" Plasma Beta-endorphin levels before and after relief of cancer pain", Pain Physician, 7(1): 67-70.

24. Ernst, E., Lee, M. e Choi, T., (2011):" Acupunctura em obstetrícia e ginecologia: An overview of systematic reviews", Am J Chin Med. , 39(3): 423- 431.

25. Ernst, E. e White, A., (2000):" A acupunctura pode estar associada a acontecimentos adversos graves, BMJ, 320(7233): 513-515.

26. Fabian, H., Radestad, I. e Waldenstrom, U., (2005): "Childbirth and parenthood education classes in Sweden, women's opinion and possible outcomes", Ata Obstet Gynecol Scand., 84(5): 436-443.

27. Finster, M. e Wood, M., (2005): "The APGAR score has survived the test of time", Anesthesiology, 102(4): 855- 857.

28. Fraser, D. and Cooper, M., (2003): "Pain relief and comfort in labor, Text book for midwives, 4th Ed., Churchill Livingstone, London, PP.476- 478.

29. Greenberg, M., Cheng, Y. e Hopkins, L., (2006): "Are there ethnic differences in the length of labor?", Am J Obstet. Gynecol., 195(3): 743748.

30. Gunningharm, G., Gant, N., Leveno, K., Gilstrap, C., Gilstrap, L. e Wenstrom, K., (2001): "Labor", Williams obstetrics, 21st Ed., Mcgraw. Hill, Nova Iorque, PP. 251-291.

31. Hamlyn, H., (2005): "Labor and Birth,Your pregnancy week by week", 1st Ed., Churchill Livingstone, Londres, PP. 233-237.

32. Han, J., (2004):" Acupunctura e endorfinas", Neurosci. Lett., 361(3): 258261.

33. Hanretty, K., (2003): "Labor, Obstetrics illustrated", 6th Ed., Churchill Livingstone, Londres, PP. 224-241.

34. Hantoushzadehi, S., Hussein, A. e Al Hussini, N., (2007): "The effects of acupuncture during labor on nulliparous women: A randomised controlled trial", Australian and New Zealand Journal of Obstet Gynecol, 47(1): 2630 .

35. Hartrick, C., Kovan, J. e Shapiro, S., (2003):" The numeric rating scale for clinical pain

measurement: Uma medida de rácio?" Pain Practice, 3(4): 310316.

36. Haseeb, F. (2002): "Basic obstetrics", 6th Ed., University Book Center, Cairo, PP. 231-239.

37. Hawkins, J. (2010): "Epidural analgesia for labor and delivery", N Engl J Med; 362:1503-1510.

38. Herman, A., Zimerman, A. e Arieli, S., (2002): "Down up sequential separation of the placenta", Ultrasound Obstet. Gynecol. ,19 (3): 278-281.

39. Hodnett, E., Gates, S., Hofmeyr, G. e Sakala C., (2011): "Continuous support for women during childbirth", Cochrane Database Syst. Rev.,16 (2):CD003766.

40. Hughes, J., (2008):" Psychological impact of chronic pain, Pain management from basic to clinical practice",1st Ed., Churchill livingstone, London, PP. 231-241.

41. Hung, C., Yu, C., Keng, I., Yung, H. e Ching, I., (2009): "Effects of acupuncture on post-cesarean section pain" [Efeitos da acupunctura na dor pós-cesariana], Chinese Medical J, 122 (15): 1743-1748.

42. Iorno, R.; Burani, B.; Bianchini, E.; Minelli, F. e Ciatto, S., (2007) : "Acupuncture treatment of dysmenorrhea resistant to conventional medical treatment", Evid Based Complement Alternat Med., 5(2): 227-230.

43. James, J., Prakash, K. e Ponniah, M., (2012): "Consciência e atitudes em relação à dor do parto e ao alívio da dor do parto de mulheres urbanas que frequentam uma clínica pré-natal privada em Chennai", Indian Journal of Anesthesia, 56 (2): 195- 198.

44. Janni, W., Schiessl, B. e Peschers, U., (2002):" The prognostic impact of a prolonged second stage of labor on maternal and fetal outcome", Ata Obstet Gynecol Scand., 81(3): 214-221.

45. Jindal, V., Ge, A. e Mansky, P., (2008): "Segurança e eficácia da acupunctura em crianças: A review of the evidence", J Pediatr Hematol Oncol. , 30(6): 431-442.

46. Joanne, E., Madeleine, J., Sheila, M. e Richard, T., (2008): "More in hope than expectation: A systematic review of women's expectations and experience of pain relief in labor", Biomed Central Med., 6:(7) Doi :10. 1186/1741-7015-6-7.

47. John, A., Shauna, L., David, M., e Kelly, L., (2003):" Mind-body medicine: State of the science, implications for practice", JABFP, 16(2): 131147.

48. Jones, I. e Johnson, M., (2009): "Transcutaneous electrical nerve stimulation", Oxford J., 9 (4): 130-135.

49. Jones, L., Othman, M., Dowswell, L., e Neilson, J., (2012): "Pain management for women in labor: an overview of systematic reviews" [Gestão da dor para mulheres em trabalho de parto: uma visão geral das revisões sistemáticas], Evid Based Med., DOI:

10.1002/14651858.CD009234

50. Kitzinger, S., (2003): "The new pregnancy and childbirth: Choices and challenges", 4th Ed., Dorling Kindersley, Londres, PP.141-151

51. Krzysztof, M. and Kuczkowsk, I., (2007):" Labor pain and its management with the combined spinal-epidural analgesia: what does an obstetrician need to know?", Arch Gynecol and Obstet, 275 (3): 183-185.

52. Lally, J., Murtagh, M. e Thomson, R., (2008):" More in hope than expectation: A systematic review of women's expectations and experience of pain relief in labor", BMC., 6(7): 1741-1747.

53. Lang, A., Sorrell, J., Rodgers, S. e Lebeck, M., (2006):" Anxiety sensitivity as a predictor of labor pain", Eur J Pain.; 10(3): 263-270.

54. Lee, K., Chang, S. e Kang, H., (2005):" Effects of SP6 acupressure on labor pain and length of delivery time in women during labor", J of Alternate Complement Med., 10(6): 959-965.

55. Leeman, L., Fontaine, P., Klein, V. e Ratcliffle, S.; (2003)a: "The nature and management of labor pain: Part I,. Non pharmacologic pain relief", Am. Family Physician, 68(6):1109-1112.

56. Leeman, L., Fontaine, P., Klein , V. e Ratcliffle, S., (2003)b: "The nature and management of labor pain: Part II,. Pharmacologic pain relief", Am. Family Physician, 68(6): 1115-1120.

57. Lin, J. e Chen, W., (2008): "Acupuncture analgesia: A review of its mechanisms of actions", Am J Chin Med , 36(4): 635-645.

58. Lothian, J., (2000): "Why natural childbirth", J Perinat Educ., 9(4): 44- 46.

59. Lowe, N., (2002) "The nature of labor pain", Am J Obstet Gynecol.; 186(5): 16-24.

60. Mackenzie, Z., Midwinter, M. and Cusick, C., (2011):" Acupuncture for pain relief during induced labor in nulliparae: A randomised controlled study", BJOG, 118(4): 440-447.

61. Maimburg, R., Vaeth, M., Durr, J., Hvidman, L. e Olsen, J., (2010):" Randomised trial of structured antenatal training sessions to improve the birth process", BJOG. ;117(8): 921-928.

62. Marmor, T. e Krol, D., (2002): "Labor pain management in the United States: Understanding patterns and the issue of choice ", Am J of Obstet Gynecol, 186(5): 173-180.

63. Martin, J., Hamilton, E. e Sutton, D., (2006):" Births: Final data for 2004", National Vital Statistical Report, 55(1): 1- 29.

64. Moffet, H. (2006): "Como é que a acupunctura pode funcionar? A systemic review of

physiologic rational from clinical trials", BMC.; 6 (25) doi: 10.1186/14726882-6-25

65. Nelson, K. e Eisenach, J., (2005): "Intravenous butorphanol, meperidine and their combination relieve pain and distress in women in labor", Anesthesiology, 102(5):1008-1013.
66. Nesheim, B., Kinge, R. e Berg, B., (2003):" Acupunctura durante o trabalho de parto pode reduzir o uso de meperidina: Um estudo clínico controlado", Clin J Pain, 19 (3):187-191.
67. Norwitz, E., Robinson, J. e Repke, J. (2001): "Labor and delivery. In: Gabbe, S., Niebyl, J. e Simpson, J., (eds.) Obstetrics: Normal and problem pregnancies, 3rd Ed. Churchill Livingstone, Nova Iorque, PP. 310320.
68. Pan, P. e Eisenach, J., (2009): "A dor do parto e o seu efeito sobre a mãe e o feto". In: Chestnut, D., Polley, L., Tsen, L. e Wong, C., (eds.) Obstetric anesthesia principles and practice, 4th Ed., Elsevier Mosby, Philadelphia, PP. 387- 404.
69. Park, J., Linde, K., Manheimer, E. e Molsberger, A., (2008): "The status and future of acupuncture clinical research", J Altern Complement Med.,14(7): 871-881.
70. Peuker, E. e Gronemever, D., (2001):" Rare but serious complications of acupuncture: Lesões traumáticas", Acupun. Med., 19:103-108.
71. Prendiville, W., Elbourne, D. e Mcdonald, S., (2000): "Active versus expectant management in the third stage of labor" Cochrane Database Syst Rev, 24 (3): 215-228.
72. Price, B., Jennifer, B., Hong, S., Shafer, M. e Flood, M., (2008):" The development and validation of a dynamic model to account for the progress of labor in the assessment of pain", Anesthesia & Analgesia, 106(5): 15091515.
73. Qu, F. e Zhou, J. (2006): "Electro-acupunctura no alívio da dor do parto", Evid Based Complement Alternat Med., 4(1): 125- 130.
74. Rable, M., Ahner, R., Bitschnau, M., Zeisler, H. e Husslein, P., (2001):" Acupunctura para o amadurecimento do colo do útero e indução do trabalho de parto a termo: A randomized controlled trial", Wien Klin Wochenschr., 113(23): 942-946.
75. Romano, A. e Lothian, J. (2008):" Promoting, protecting and supporting normal birth: A look at the evidence", J Obstet Gynecol Neonatal Nurs , 37: 94-105.
76. Rosen, M., (2002): "Nitrous oxide for relief of labor pain: A systematic review", Am. J Obstet and Gynecol, 186 (5): 110- 126.
77. Saisto, T. e Halmesmaki, E., (2003): "Fear of childbirth: A neglected dilemma", Ata Obstet Gynecol Scand; 82:201-208.
78. Simkin, P. e Bolding, A., (2004):" Update on nonpharmacologic approaches to relieve labor pain and prevent suffering", Elsevier Science, 49(6): 489-504.

79. Simkin, P., e O'Hara, M., (2002):" Non pharmacologic relief of pain during labor: A systematic reviews of five methods", Am J of Obstet and Gynecol, 186(5): 131-159.
80. Skiland, E., Fossen, D. e Heiberg, E., (2002): "Acupunctura na gestão da dor no trabalho de parto", Ata Obstet Gynecol Scand. ; 81(10): 943948.
81. Smith, A., Collins, T., Cyna, M., and Crowther, A. (2010):" Complementary and alternative therapies for pain management in labor" Cochrane Database of Systematic Reviews, 4; 6 (7): CD003521.
82. Smith, R. (2007): "Parturition", N Engl J Med., 356(3): 271- 283.
83. Soyannwo, O., Boadu, S., Sanya, A. e Gureje, O., (2002):" Pain assessment in Nigerians: Visual analogue scale and verbal rating scale compared", West Afr J Med.; 19(4): 242- 245.
84. Sun, Y., Gan, T., Dubose,W. e Habib, S., (2008): "Acupunctura e técnicas relacionadas para a dor pós-operatória: A systematic review of randomized controlled, BJA, 101(2):151-160.
85. Toledano, R., Kodali, S., , Bhavani, S, e Camann, W., (2009): "Fármacos anestésicos na prática obstétrica e ginecológica", Obstet Gynecol ., 2(2): 93-100.
86. Tournaire, M. e Yonneau, A., (2007): "Abordagens complementares e alternativas para o alívio da dor durante o trabalho de parto", Evid Based Complement. Alternat Med, 4(4): 409- 417.
87. Urruela, A., e Almazer, S., (2012): "Acupunctura no tratamento de doenças reumáticas", Curr Rheumatol Rep., DOI: 10. 1007/ s11926-012-0295- x.
88. Vaiman, M. e Krakovski, D., (2012):" EMG assessment of analgesia in treatment of posttonsillectomy pain: Random allocation, preliminary report", Clin J Pain, 28(2):143-148.
89. Valiani, M., Shiran, E., Kianpour, M. e Hasanpour, M., (2010):" The effect of reflexology on the pain and certain features and outcomes of the labor on the primiparous women", Iranian Journal of Nursing and Midwifery Research, 15(11): 203- 210.
90. Wang, M., Kain, N. e White, P., (2008):" Acupuncture analgesia: I. the scientific basis" Anesthesia and analgesia, 106(2): 602- 610.
91. Witt, C., Pach, D., Brinkhaus, B., Wruck, K., Tag, B., Mank, S. e Willich, S., (2009):" Safety of acupuncture: results of a prospective observational study with 229, 230 patients and introduction of a medical information and consent form", Forsch Komplementmed, 16(2): 91-97
92. Wong, C., (2010): "Advances in labor analgesia", Internatonal J of Women Health, 9(1):139- 154.
93. Wong, R., Lee, T., Sihoe, A., Wan, I., Park, J., Linde, K. e Manheimer, E., (2006): "Analgesic effect of electroacupuncture in postthoracotomy pain: A prospective

randomized trial", Ann Thorac Surg. ;81(6): 2031- 2036.

94. Young, S., (2007): "Como aumentar a serotonina no cérebro humano sem drogas", Rev Psychiatr Neurosci., 32 (6): 394- 399.

95. Zhang, J. (2002) : "Reassessing the labor curve in nulliparous women", Am J Obstet. Gynecol; 187:824-828.

96. Zhao, L., Zhang, W., e Li, Y., (2011): "Eventos adversos associados à acupunctura: Três ensaios clínicos aleatórios multicêntricos controlados de 1968 casos na China", BMJ, 12(87): Dol:10.1186/1745-6215.

Apêndice (I)

Formulário de consentimento informado

Dou o meu consentimento livre e voluntário para participar neste estudo (Eficácia da acupunctura eléctrica na redução das dores de parto) sob a supervisão do investigador/ Eman Abd El -Fatah Mohamed. Foi-me explicada uma descrição exaustiva dos procedimentos do estudo e compreendo que posso retirar o meu consentimento e interromper a minha participação neste estudo de investigação em qualquer altura, sem qualquer prejuízo para mim.

Participante:

Data: / /

إقـــــــرار

اقر أنا السيدة/ بأنني وافقت على الاشتراك في هذا البرنامج البحثى (تأثير التنبية الكهربى لنقاط الوخذ بالإبر الصينية فى تخفيف آلام الولادة الطبيعية) تحت إشراف و توجية الباحثة / **إيمان عبد الفتاح محمد** و قد تم شرح خطوات الدراسة لي بالتفصيل ؛ مع العلم انه يحق لى أن انسحب من المشاركة في هذه الدراسة البحثية في أي وقت أشاء دون أدني مسئولية .

المشاركة:

التاريخ : / /

Apêndice(II)

Caraterísticas gerais dos dois grupos (A&B)

Women numbers	Group (A)				Group (B)			
	Age (yrs)	Gestational age(weeks)	Cervical dilatation(Cm)	BMI (Kg/m^2)	Age (yrs)	Gestational Age(weeks)	Cervical dilatation(Cm)	BMI (Kg/m^2)
1	-	-	-	-	30.00	38	4	38.13
2	29.00	37	4	36.22	-	-	-	-
3	22.00	37	3.5	38.1	22.00	38	4	39.46
4	28.00	38	4.5	37.21	27.00	40	3.5	36.17
5	22.00	39	3.5	35.34	21.00	38	4	37.59
6	21.00	40	4	37.84	24.00	37	4.5	37.4
7	-	-	-	-	28.00	38	3.5	-
8	23.00	37	3.5	36.54	22.00	39	3.5	35.54
9	26.00	39	4.5	37.27	27.00	38	4	36.05
10	28.00	39	4.5	38.09	23.00	37	4.5	38.74
11	24.00	38	3.5	35.46	21.00	39	4.5	35.42
12	24.00	37	4	37.36	26.00	38	3.5	36.05
13	24.00	38	4.5	36.79	26	39	3.5	39.04
14	25.00	39	4.5	38.81	22.00	39	4	36.86
15	26.00	38	3.5	36.01	23.00	40	4.5	37.24
16	-	-	-	-	29	39	3.5	37.03
17	26.00	39	3.5	35.32	23.00	37	4.5	38.22
18	28.00	39	4	39.38	24.00	38	4.5	35.67
19	22.00	38	3.5	36.85	-	-	-	-
20	24.00	38	3.5	37.23	24.00	37	3.5	37.02
21	25.00	37	4	39.05	29.00	38	3.5	38.4
22	30.00	38	3.5	36.61	22.00	39	3.5	36.76
23	-	-	-	-	28.00	38	4	37.34
24	21.00	38	4.5	38.85	21.00	38	3.5	38.49
25	-	-	-	-	25.00	37	3.5	35.62

Apêndice (III)

Nível de serotonina no sangue de ambos os grupos (A&B)

Women numbers	Serotonin level in the blood (ng/ml)					
	Group (A)			Group (B)		
	Before treatment	After 1st session of placebo electrical acupuncture	After 2nd session of Placebo electrical acupuncture	Before treatment	After 1st session of active electrical acupuncture	After 2nd session of active electrical acupuncture
1	-	-	-	119.90	288.34	336.34
2	120.30	165.11	180. 13	-	-	-
3	135.45	158.23	193.05	125.45	291.86	305.49
4	160.20	175.63	168.09	130.20	201.81	251.43
5	170.20	184.39	200.05	140.20	205.33	416.62
6	125.20	176.45	119.00	115.20	279.61	310.09
7	-	-	-	120.10	120.45	175.47
8	125.23	169.49	129.94	130.23	225.65	253.65
9	125.00	131.30	193.51	100.00	359.00	409.26
10	120.34	191.33	181.30	130.34	231.90	280.71
11	150.00	206.65	192.92	112.00	287.74	295.83
12	125.00	186.02	151.02	170.00	280.90	275.43
13	125.12	159.94	250.27	128.12	245.20	280.34
14	120.34	168.74	140.21	150.34	214.37	253.16
15	140.90	198.02	174.51	130.90	301.26	371.64
16	-	-	-	129.67	240.07	260.90
17	140.78	196.02	155.30	120.78	214.29	264.28
18	125.90	164.09	134.00	120.90	279.16	310.09
19	120.78	162.29	203.99	-	-	-
20	120.90	169.94	173.51	110.90	225.60	248.60
21	127.90	160.47	158.71	127.90	123.61	190.29
22	140.09	110.54	188.42	130.09	253.82	298.57
23	-	-	-	110.90	190.79	250.34
24	132.90	178.75	240.94	180.90	211.74	256.94
25	-	-	-	123.90	217.30	253.83

Apêndice (IV)

Intensidade da dor de parto avaliada pela Intensidade da Dor Presente (PPi) de ambos os grupos (A&B)

Women numbers	Intensity of labor pain (scores)							
	Group (A)				Group (B)			
	Before treatment	After 1st session of placebo electrical acupuncture	After 2nd session of Placebo electrical acupuncture	Follow up after labor	Before treatment	After 1st session of active electrical acupuncture	After 2nd session of active electrical acupuncture	Follow up after labor
1	-	-	-	-	1.00	1.00	1.00	1.00
2	1.00	1.00	3.00	1.00	-	-	-	-
3	2.00	2.00	3.00	2.00	1.00	1.00	1.00	1.00
4	1.00	2.00	4.00	2.00	1.00	1.00	2.00	1.00
5	1.00	2.00	3.00	1.00	1.00	1.00	1.00	1.00
6	2.00	3.00	4.00	2.00	1.00	1.00	2.00	1.00
7	-	-	-	-	2.00	2.00	3.00	2.00
8	2.00	2.00	4.00	2.00	2.00	1.00	2.00	1.00
9	1.00	2.00	3.00	2.00	1.00	1.00	1.00	1.00
10	1.00	2.00	3.00	2.00	1.00	1.00	2.00	1.00
11	1.00	2.00	3.00	1.00	1.00	1.00	2.00	1.00
12	2.00	2.00	4.00	1.00	2.00	1.00	2.00	1.00
13	1.00	1.00	2.00	1.00	2.00	1.00	2.00	1.00
14	1.00	1.00	4.00	2.00	1.00	1.00	2.00	1.00
15	1.00	2.00	4.00	2.00	1.00	1.00	1.00	2.00
16	-	-	-	-	2.00	1.00	2.00	1.00
17	1.00	1.00	4.00	1.00	1.00	1.00	2.00	1.00
18	1.00	1.00	4.00	2.00	1.00	1.00	2.00	1.00
19	1.00	2.00	3.00	1.00	-	-	-	-
20	2.00	3.00	4.00	2.00	1.00	1.00	2.00	1.00
21	1.00	2.00	4.00	2.00	2.00	2.00	3.00	2.00
22	2.00	2.00	3.00	2.00	1.00	1.00	2.00	1.00
23		-	-	-	1.00	2.00	2.00	2.00
24	1.00	1.00	2.00	1.00	1.00	1.00	2.00	1.00
25		-	-	-	1.00	1.00	2.00	1.00

Apêndice (V)

Duração da 1st fase do trabalho de parto (fase ativa) em ambos os grupos (A e B)

Women numbers	Duration of 1st stage of labor (Active phase) (hours)	
	Group (A)	Group (B)
1	-	4.5
2	6	-
3	6	4
4	7	6
5	6	4.5
6	7	4.5
7	-	7
8	7	4.5
9	6	4
10	5	6
11	6	6
12	7	6
13	5	6
14	7	5
15	6	4
16	-	6
17	6	6
18	6	5
19	6	-
20	5	5
21	6	7
22	5	4.5
23	-	7
24	5	4.5
25	-	6

Apêndice (VI)

Pontuação APGAR no grupo (A)

Women numbers	APGAR score											
	Appearance (Skin color)		Pulsation (Heart rate)		Grimace reflex		Activity(Muscle tone)		Respiratory effort		Total scores	
	1st minute	5th minute	1st minute	5th minute	1st minute	5th minute	1st minute	5th minute	1st minute	5th minute	1st minute	5th minute
1	-	-	-	-	-	-	-	-	-	-	-	-
2	2	2	1	2	1	1	1	2	2	1	7	8
3	1	1	1	1	1	1	2	2	2	2	7	7
4	0	1	2	2	2	2	1	1	1	1	6	7
5	1	2	2	2	2	1	1	1	1	2	7	8
6	1	2	1	2	1	1	1	1	2	1	6	7
7	-	-	-	-	-	-	-	-	-	-	-	-
8	2	2	1	2	2	1	1	1	1	2	7	8
9	1	2	1	2	2	2	1	1	2	2	7	9
10	1	2	1	2	2	2	1	1	2	2	7	9
11	1	2	2	2	2	2	1	1	1	2	7	9
12	1	2	2	2	1	1	1	1	1	2	6	8
13	0	2	2	2	1	2	2	1	2	1	7	8
14	1	2	1	2	1	2	1	1	1	1	6	8
15	1	1	2	1	2	2	1	2	1	2	7	8
16	-	-	-	-	-	-	-	-	-	-	-	-
17	1	2	1	2	2	1	1	1	1	2	6	8
18	2	2	1	2	2	1	1	1	1	1	7	7
19	1	1	2	2	2	2	1	1	1	2	7	8
20	1	2	2	2	2	2	1	1	1	1	7	8
21	1	2	2	2	1	1	2	1	1	1	7	7
22	1	2	1	2	1	1	2	1	2	2	7	8
23	-	-	-	-	-	-	-	-	-	-	-	-
24	1	2	1	2	1	1	2	1	2	2	7	8
25	-	-	-	-	--	--	-	-	-	-	-	-

Apêndice (VII)

Pontuação APGAR no grupo (B)

Women numbers	APGAR score											
	Appearance (Skin color)		Pulsation (Heart rate)		Grimace reflex		Activity(Muscle tone)		Respiratory effort		Total score	
	1st minute	5th minute	1st minute	5th minute	1st minute	5th minute	1st minute	5th minute	1st minute	5th minute	1st minute	5th minute
1	1	2	2	2	1	2	2	1	2	2	8	9
2	-	-	-	-	-	-	-	-	-	-	-	-
3	1	1	2	2	1	2	2	2	2	2	8	9
4	2	2	1	1	2	2	1	2	2	1	8	9
5	2	2	2	2	2	2	1	1	2	2	8	9
6	1	2	2	2	1	1	1	1	2	2	7	9
7	2	2	1	2	1	2	2	1	1	2	7	8
8	1	2	2	2	2	2	1	1	1	2	7	9
9	1	2	2	2	2	2	1	1	2	2	8	9
10	1	2	2	2	1	2	1	1	2	2	7	9
11	1	2	1	2	2	2	1	1	2	2	7	9
12	1	1	1	2	1	1	2	2	2	2	7	8
13	1	2	1	2	2	2	1	1	2	2	7	8
14	1	2	2	2	1	2	1	1	2	2	7	9
15	1	2	2	2	2	2	1	1	2	2	8	9
16	2	2	2	2	1	1	1	1	2	2	7	9
17	1	2	2	2	1	1	1	1	2	2	7	9
18	1	1	1	2	1	2	2	1	2	2	7	8
19	-	-	-	-	-	-	-	-	-	-	-	-
20	2	1	1	2	1	2	2	2	2	2	8	9
21	1	2	1	2	2	2	2	1	1	1	7	8
22	1	1	1	1	1	2	2	2	2	2	7	8
23	2	1	2	1	1	2	1	2	1	2	7	8
24	1	2	2	2	1	2	1	1	2	1	7	8
25	2	1	2	1	1	2	1	2	2	2	7	8

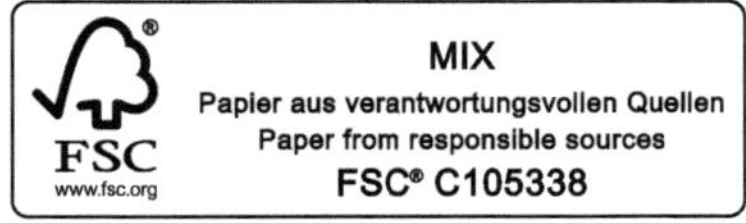

Printed by Books on Demand GmbH, Norderstedt / Germany